王诗源 陈莉军◎编著

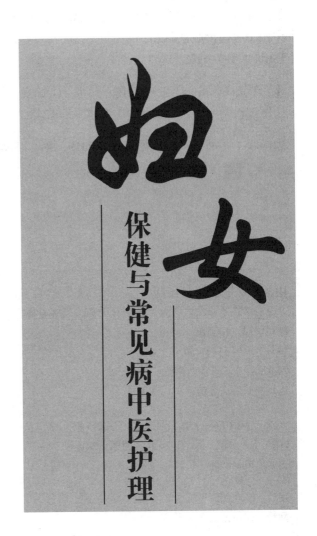

妇女
保健与常见病中医护理

U0335390

中国中医药出版社
·北京·

图书在版编目（CIP）数据

妇女保健与常见病中医护理 / 王诗源，陈莉军编著 . —北京：
中国中医药出版社，2020.4
ISBN 978-7-5132-5863-0

Ⅰ . ①妇… Ⅱ . ①王… ②陈… Ⅲ . ①妇女保健学 ②
中医妇科学—护理学 Ⅳ . ① R173 ② R248.3

中国版本图书馆 CIP 数据核字（2019）第 247494 号

中国中医药出版社出版

北京经济技术开发区科创十三街 31 号院二区 8 号楼
邮政编码　100176
传真　010-64405750
河北新华第二印刷有限责任公司印刷
各地新华书店经销

开本 787×1092　1/16　印张 10　字数 147 千字
2020 年 4 月第 1 版　2020 年 4 月第 1 次印刷
书号　ISBN 978-7-5132-5863-0

定价　36.00 元
网址　www.cptcm.com

社 长 热 线　**010-64405720**
购 书 热 线　**010-89535836**
维 权 打 假　**010-64405753**

微信服务号　**zgzyycbs**
微商城网址　**https：//kdt.im/LIdUGr**
官 方 微 博　**http：//e.weibo.com/cptcm**
天猫旗舰店网址　**https：//zgzyycbs.tmall.com**

如有印装质量问题请与本社出版部联系（010-64405510）

内容提要

　　本书从妇女各生理阶段特点及保健规律出发，介绍了妇女保健与常见病护理的特点，又通过 10 余种疾病，从多角度分别阐述了具体的护理保健知识，着重突出了中医护理内容与特色，包括起居调护、饮食调护、情志调护、用药调护、病时调护、中医护理适宜技术及预防调护等。本书把中医护理服务理念和精髓融入常见病证的指导中，充分体现了中医妇科常见疾病中医护理的基本理论、基本知识和基本技能，可操作性强，易于理解和掌握，方便查阅。本书可供中医药院校护理师生及临床护理人员学习参考使用，也可作为患者及其家人的参考读本。

编写说明

　　护理学是以维护和促进健康、减轻病痛、提高生命质量为目的，运用专业知识和技术为人民提供健康服务的一门科学。随着人类疾病谱改变、社会结构转型及人口老龄化发展趋势，公众对护理服务的需求和护理质量提出新的要求。中医学博大精深，运用具有几千年历史的防病治病的经验为人民群众健康事业做出了重要的贡献。中医学不仅重视对于疾病的治疗，更注重对于疾病的预防；不仅重视对于疾病的药物治疗，更重视施行自身独有的中医护理方法。自古以来，中医治病即是集医、药、护为一身。在护理学尚未成为一门独立的学科以前，中医护理一直融会在中医药学整体框架之中，所以，在我国传统医药学中一直都包含着丰富的护理内容。例如《黄帝内经》这部我国现存最早的古典医学巨著，其在中医护理方面，即论述了疾病护理、饮食护理、生活起居护理、情志护理、养生康复护理、服药护理及针灸、推拿、导引、热熨、洗药等多种护理技术。《伤寒杂病论》这部奠定中医理法方药体系的著作，也在各种疾病的条文或方药后论述了诸多护理方法，如"服已须臾，啜热稀粥一升余，以助药力，温服令一时许，遍身漐漐微似有汗者益佳""太阳病，发汗后，大汗出、胃中干、烦躁不得眠，欲得饮水者，少少与饮之，令胃气和则愈""多饮暖水，汗出愈，如法将息"，等等。

　　本书用通俗易懂的语言介绍了女性生命各阶段的生理、病理特点、女性在各个特殊时期的疾病预防与保健知识，以及涵盖月经病、带下病、妊娠病、产后病、妇科杂病等 20 余种常见妇科疾病的中医护理内容。简要介绍了每种疾病的中医辨证论治基本分型，着重介绍了每种疾病包括起居调护、饮食调护、情志调护、用药调护、病时调护、中医护理适宜技术及预防调护等七个方面的中医护理方法。

本书主要供中医药院校护理师生及临床护理人员学习参考使用，也可作为对妇女进行疾病预防、健康教育及疾病护理的蓝本。

编者

2019年3月

目 录

上 篇

妇女保健

/ 第一章 / 女性生命各阶段的生理特点

女性一生的生长发育早在《素问·上古天真论》中明确指出："女子七岁，肾气盛，齿更发长；二七而天癸至，任脉通，太冲脉盛，月事以时下，故有子；三七，肾气平均，故真牙生而长极；四七，筋骨坚，发长极，身体盛壮；五七，阳明脉衰，面始焦，发始堕；六七，三阳脉衰于上，面皆焦，发始白；七七，任脉虚，太冲脉衰少，天癸竭，地道不通，故形坏而无子也。"这段论述按照 7 岁为一个基数律，划分女性各年龄阶段的生长发育状态，是描述女性生理特征的最早记载。文中肾气的盛与虚、天癸的至与竭，主宰着女子的生长、发育、生殖与衰老的过程。

生理特点：月经的产生，是女子发育到成熟年龄阶段后，脏腑、天癸、气血、经脉协调作用于胞宫的生理现象。主要表现为子宫的周期性出血。《女科正宗·广嗣总论》曰："男精壮而女经调，有子之道也。"男女之精妙合，结为胚胎，并在子宫内种植，逐渐发育成长，妊娠后经十月怀胎，则"瓜熟蒂落"，足月分娩，此为孕产期。围绝经期肾气渐虚，冲任二脉虚衰，天癸渐竭，是女性身体功能由旺盛走向衰老的一个转折时期。

病理特点：《素问·刺法论》谓："正气存内，邪不可干，邪之所凑，其气必虚。"妇科疾病的病因包括寒湿热邪、情志因素、生活因素、体质因素等，病机包括脏腑功能失常、气血失调、冲任督带损伤、肾－天癸－冲任轴失调等方面。掌握这些特点对于防病保健、养生调护都有重要的指导意义。

由于古今生活条件不同，本教材结合现代认识，将女性一生分为 7 个时期。

1. 胎儿期

胎儿期指从卵子受精到出生，共计 266 天。平时从末次月经周期的第一天算起，有 280 天。

2. 新生儿期

婴儿出生后的 4 周内，称为新生儿期。在母体内受性腺和胎盘所产生的性激素影响，有的女婴出生时乳房可略呈隆起或有少许泌乳，外阴较丰满；出生后脱离胎盘，血中女性激素水平迅速下降，极少数女婴可出现少量阴道出血，属生理范畴，一般很快会自然消失。

3. 儿童期

从出生 4 周至 12 岁左右，称为儿童期。儿童期又可分为儿童前期和儿童后期，8 岁之前为儿童前期，此期肾气初盛，是身体的发育初期，生殖器官为幼稚型；约从 8 岁始进入儿童后期，此期第二性征开始发育，初显女性特征。

4. 青春期

从月经初潮至生殖器官逐渐发育成熟的时期，称为青春期。世界卫生组织（WHO）规定青春期为 10 ～ 19 岁，即为"二七"至"三七"之年，在 14 ～ 21 岁。此期显著的生理特性表现为：①全身发育，整体已逐渐发育为女性特有的体形。②内外生殖器官发育渐趋成熟，第二性征发育，呈现女性特有的体态。③月经来潮是青春期开始的一个重要标志。初潮 1 年内，月经可能或迟或早，或多或少，或停闭几个月等。据报道，初潮后的 2 年内，55% ～ 95% 的女子月经周期为无排卵性，待发育成熟后渐趋正常排卵。④具有生育能力。在青春期，整个生殖系统的功能虽尚未完善，但已有生育能力。

5. 性成熟期

性成熟期又称生育期。一般自 18 岁左右开始，即"三七"至"七七"之年，即 21 ～ 49 岁阶段，历时 30 年左右。此期女性生殖功能会经过由成熟、旺盛至后期逐渐走向衰退的生理过程。在性成熟期，女性乳房亦发育成熟。中医认为女性"乳头属肝""乳房属胃"，足少阴肾经行乳内。孕期乳房可充分发育，以适应产后哺乳。

6. 绝经过渡期

绝经过渡期即"七七"之年。此期肾气渐虚，冲任二脉虚衰，天癸渐竭，生殖器官及乳房也逐渐萎缩，中医称为"经断前后"或"绝经前后"。1994年，WHO召开有关绝经研究进展工作会议，推荐采用"围绝经期"，即包括绝经前期、绝经、绝经后期3个阶段。绝经前期，有的女性会出现月经失调，如周期或缩短或推后，经量或多或少，甚者可患崩漏。有些女性也可同时出现腰膝酸软、夜尿频多、烘热汗出、烦躁易怒、失眠健忘、发枯易脱、牙齿松动等症状。绝经期年龄80%在44～54岁。自然绝经通常是指女性生命中最后一次月经后，停经达到1年以上者，最后一次月经即称绝经。据现代调查，中国女性平均绝经年龄为49.5岁，与两千多年前《内经》提出的"七七"（49岁）绝经年龄大体是一致的。此期大多女性能自我调节，平稳渡过。但由于体质、社会、家庭、心理、工作环境等复杂因素的影响，一部分女性会出现"绝经前后诸证"，即现在所称"围绝经期综合征"。绝经后期，是指绝经后至生殖功能完全消失的时期，而后逐渐步入老年期。

7. 老年期

老年期一般指女性60岁以后，此期肾气虚，天癸已衰竭，生殖器官萎缩，骨质疏松而易发生骨折，心、脑功能亦随之减退，全身功能处于衰退期。

第二章

女性各个特殊时期的保健

女性的保健以疾病预防为主，通过经期、孕期、产褥期、哺乳期及绝经前后的保健工作，保障女性生殖健康，是妇科工作者的责任。

第一节　月经期保健

月经期间，血海由满而溢，子门正开，血室空虚，邪气易于入侵；同时气血失调，情绪易于波动，机体抵抗力下降，若调摄不当即可引起疾病。《校注妇人良方》说："若遇经行，最宜谨慎，否则与产后症相类。若被惊怒劳役，则血气错乱，经脉不行，多致劳瘵等疾。"李时珍的《本草纲目》指出："女子，阴类也，以血为主。其血上应太阴，下应海潮，月有盈亏，潮有朝夕，月事一月一行，与之相符，故谓之月水、月信、月经。"冲为血海，任主胞胎，肾气全盛，二脉流通，经血渐盛，故每月应时而下。然而，女子因行经，阴血由盈转亏，此时最要谨慎调理，否则"轻为宿疾，重可殆矣"。尽管月经是女子的正常生理现象，但月经期间也会给人体带来某些变化，比如大脑兴奋性降低，会有疲倦、发困、情绪不稳定等情况出现，同时抵抗力减弱，容易患伤风感冒等全身性疾病。此外，子宫内膜剥脱，创口开放，子宫颈口微张，阴道内杀菌黏液被血液冲淡，病菌容易侵入，引起感染。因此，月经期必须注意以下几方面。

1. 保持清洁

经期血室正开，邪气易乘虚而入，滋生疾病。因此，必须保持外阴清洁，防止疾病产生。禁止性交、盆浴、阴道冲洗和游泳。月经期间绝对不能性交，否则不但容易将细菌带入阴道引发炎症，同时由于性交的刺激，盆腔充血，可能使经血增多或经期延长。《千金要方·房中补益》指出："妇人月事未绝而与交合，令人成病。"实践证明，月经期性生活易引起痛经、月经不调、宫颈炎、输卵管炎、盆腔感染或宫颈癌等多种疾病，影响女性身心健康。

2. 避免寒凉

女性经期，切勿涉水、淋雨、冒雪、坐卧湿地或下水田劳作；严禁游泳、冷水浴或在烈日高温下劳动。夏季注意防暑，冬季注意保暖并预防感冒或其他传染性疾病。

经期气随血泄，气虚则卫外功能不固，若感受寒凉或寒湿之邪，则气血凝滞，可致月经后期、月经过少或痛经。因此，经期不宜当风感寒、冒雨涉水、冷水洗脚或洗冷水浴。经行期间，血海空虚，风寒之邪最易侵入，此时须注意防寒保暖。《妇人大全良方》谓："夫妇人月水不调者，由劳伤气血致体虚，风冷之气乘也。若风冷之气客于胞内，伤于冲任之脉……中风则病风，感冷则病冷，久而不愈，变证纷出。"因此，经期要注意防寒保暖，不宜涉水、淋雨、贪凉、暴热等。若平时习惯冷水锻炼，包括冷水洗脚、冲淋和浸泡等，应暂时停止，可改为冷水擦身、洗脸，擦身的水温略高些，持续时间可短些，只擦四肢和胸背，不擦腹腰部，擦洗后要注意保暖。在月经期间不宜参加比赛，因为比赛时激烈的争夺必然加大运动强度，且精神高度紧张，神经系统往往会过于兴奋，从而引起内分泌失调、痛经、月经周期紊乱、月经过多或过少等病证。

3. 劳逸结合

女性经期，多半没有特别严重的不舒服感觉，因此，可以照常工作和学习，参加一般的体力劳动和户外活动不但没有害处，反而可以促进盆腔血液循环，减轻腰酸背痛、下腹坠胀等症状，使经血畅流。但要避免参加剧烈的、高强度的运动，如跳高、跳远、快跑、踢足球等；也不能进行增加腹压的力量性锻炼，比如举重、仰卧起坐等运动，以免使盆腔的血液循环加快，引起月经过多或经期延长。此外，在月经期间，固定生殖器官的一些韧带因充血而松弛，剧烈运动可能使韧带扭伤，造成子宫移位，从而导致月经不正常，甚至盆腔炎或贫血等。在月经期间也不能游泳，因为此时子宫内膜正在出血，子宫口又处于微开状态，游泳会使病菌易于入侵，从而引起生殖器官炎症等妇科病；由于冷水的刺激，还会引起盆腔和子宫血管的收缩，导致月经过少，甚至闭经。

4. 饮食有节

《济阴纲目》曰："血者，水谷之精气也，和调五脏，洒陈六腑。在男子则化为精，在妇人则上为乳汁，下为月水。"由此可见，水谷之精充足是维持月经规律的前提。经期应摄取清淡而富有营养的食品，忌食生冷、酸辣、辛热香燥之品。过食生冷则经脉凝涩，血行受阻，致使经行不畅，甚至痛经、闭经；酸辣、辛热香燥之品助阳耗阴，易致血分蕴热，迫血妄行，令月经过多。也不宜过量饮酒，以免刺激胞宫，影响经血的正常运行。

月经期间，经血溢泄，多有乳房胀痛、小腹坠胀、纳少便溏等肝强脾弱现象，中医认为，女性月经的生理主要关系到肾、肝、脾三脏，故在日常饮食养生上宜以补肾益精、养肝疏肝、补脾益气为原则。补肾益精，这是由于肾中精气的充盛、天癸的产生是月经初潮及初潮以后月经正常的先决条件，故补肾益精对于女子青春期月经初潮、月经的正常及孕育具有重要作用。

月经期的饮食营养除上述注意事项外，还要注意荤素搭配，防止缺铁。一般女性平均每次月经失血为 30 ～ 110mL，每毫升血含铁约 0.5mg，也就是说每次月经要损失铁 15 ～ 50mg。铁是人体必需的微量元素之一，它不仅参与血红蛋白及很多重要酶的合成，而且对免疫、智力、能量代谢等都发挥着重要作用，因此，月经期进补含铁丰富而又利于吸收的食品就显得十分重要。科学研究表明，鱼类、各种动物肝脏、瘦肉等动物类食物含铁丰富，容易被人体吸收利用，而像大豆、菠菜等植物类食物中的铁则不易被肠胃吸收。所以，食物最好是荤素搭配，适当多吃些动物类食品，以满足女性月经期对铁的特殊需要。值得一提的是，各种动物血不仅富含铁质，而且还含有优质动物蛋白，是价廉味美的月经期保健食品。此外，因女性月经期间常感到特别疲劳，消化功能减弱，胃口欠佳，为保持营养需要，饮食以新鲜食物为宜。

5. 调和情志

经期阴血偏虚，肝气偏旺，情绪容易波动，若伤于七情，易使气血紊乱，导致月经过多、经期延长、痛经、闭经等。因此，经期应保持心情舒畅。女子经期，阴血偏虚，肝气偏旺，易致情绪波动，此时行事须镇定勿惊。倘若情绪失控，怒气勃发，则气血菀于上，可致眼晕、胁痛、呕血等病症。因此月经期间应保持心情平静，消除烦恼、惊恐和焦虑等不良情绪。《校注妇人良方》指出："积想在心，思虑过度，多致劳损。盖忧愁思虑则伤心，而血逆竭，神色失散，月经先闭。若五脏伤遍则死。自能改易心志，用药扶持，庶可保生。"强调情志因素对月经的影响。因此，在经前和经期都应保持心情愉快，避免精神过度紧张。否则，会引起脏腑功能失调，气血运行逆乱，轻则加重经期不适感，重则闭经，甚至导致月经失调。

6. 经期声带保健

在经前一周左右或月经期间，嗓音会发生改变，如声音变得闷沉、干涩、不清亮或沙哑，音调变得低沉，起声困难，音量变小，并且容易疲劳等。这是因为发声器官与性腺有着密切的联系，由于女子月经周期的变化直接受女性性腺所分泌的激素控制，那么，经期嗓音发生变化也就不难理解了。经期进行声带保护，首先要注意咽喉的使用，发声时间不宜过长，用力不要过大，尤其不要强行使用，以免损伤声带。一旦声带出血，应及时请耳鼻喉科医生诊治。

7. 月经期鼻腔出血

有些女性，尤其是青春期少女，每到月经前 1～2 天就感到心烦头晕、耳鸣、两肋或乳房胀痛，然后便会有鼻腔出血的发生，随之不适之感逐渐消失，而后月经来潮。由于这种鼻腔出血是随着月经周期而规律性出现，似是由于月经倒行逆上而引起，因此，中医学称此为"倒经"或"经逆"。

若反复发作，日久或会导致血虚劳损，故应及时治疗。可用冷水浸湿毛巾敷于前额，或用手指分别按压两侧迎香穴亦可。

一般女性行经期如有不适，经后即可自然消失，不宜用药物干扰其正常过程。若遇有腹痛难忍或月经过多、日久不止者，需请医生检查诊治为妥，不可自己乱投药饵。

第二节　妊娠期保健

妊娠期保健以普及孕期保健知识和健全产前检查制度为重点，通过对孕妇和胎儿的系统监护和保健，及时发现并治疗母体和胎儿病变，结合孕妇和胎儿的具体情况，确定分娩方式，保障孕妇和胎儿的健康。因此妊娠期保健应注意以下几方面。

1. 劳逸有度

孕期不宜剧烈运动，或从事负担过重的体力劳动，亦不宜过于安逸，缺乏适当的运动，尤其是长期卧床，对胎儿和生产均不利。《产孕集》说："凡妊娠，起居饮食，唯以和平为上，不可太逸，逸则气滞；不可太劳，劳则气衰。"因此，孕期应注意适当活动，尤其妊娠中期以后更要注意。

2. 饮食宜忌

陈自明认为"一受孕之后，不可食之物，切宜忌食"，如"食鲤鱼鲙及鸡子，令儿成疳多疮。食犬肉，令子无声音……食子姜，令子多指生疮"。这些为陈氏临床总结，从其所总结忌食来看，多为辛热之品，易致胎热过重，使胎儿热痈生疮。孕期饮食宜清淡、富于营养且易消化，应保持脾胃调和，大便通畅。《逐月养胎法》说："无大饥，无甚饱，节饮食，调五味。"所以，孕期勿令过饥过饱，不宜过食寒凉，以免损伤脾胃。孕期忌嗜食辛热、苦寒、滑利峻泻之品。

3. 慎戒房事

《叶氏女科证治》提出："保胎以绝欲为第一要策，若不知慎戒，而触犯房事，三月以前，多犯暗产；三月以后，常致胎动、小产。"因此，孕期必须谨慎房事，尤其是孕早期3个月和孕晚期2个月应避免房事，以防导致胎动不安、堕胎、早产及感染邪毒。

4. 调和情志

《妇人大全良方》谓："妊娠一月，寝心安静，毋令恐畏；妊娠二月，居必静处；妊娠三月，无悲哀，无思虑、惊动；四月之时，儿六腑顺成，当静形体，和心志；七月之时，儿皮毛已成，无大言，无号哭；妊娠八月，和心静息，无使气极。孕期七情过极，可使胎儿生疾。"加强孕妇精神关怀，普及有关妊娠、分娩常识，可减轻孕妇对妊娠、分娩的紧张、恐惧情绪，完善自我保健。

（1）阴虚妊娠心烦：素体阴虚，孕后血聚养胎，阴血益感不足，心火偏亢，热上心胸，而致心烦。症见心中烦闷，坐卧不宁，或午后潮热，心烦，口干咽燥，干咳无痰，渴不多饮，小便短黄，舌红，苔薄黄而干，脉细数而滑。宜用清热养阴、安神除烦之药膳治疗。

①地黄枣仁粥

原料：生地黄30g，酸枣仁30g，粳米100g。

制作与服法：酸枣仁研细，水煎取汁100mL；生地黄水煎取汁100mL。粳米洗净，煮成粥加入药汁，再煮沸。早晚温服。

功能：滋阴、清热、除烦，适用于阴虚所致妊娠心烦。

②黄连阿胶鸡子黄汤

原料：黄连5g，生白芍、阿胶各10g，鲜鸡蛋2个。

制作与服法：前两味加水先煎取汁，以30mL沸水烊化阿胶，合并两汁，打入蛋黄，搅匀，煮沸。每晚睡前顿服。

功能：滋阴、清热、除烦，适用于阴虚所致妊娠心烦。

（2）痰火妊娠心烦：素有痰火积于胸中，孕后阳气偏盛，阳密则热，痰热互结，上扰于心，遂致心烦。症见心胸烦闷，头晕心悸，胸脘满闷，恶心呕吐，苔黄而腻，脉滑数。宜用清热化痰之药膳治疗。

海橘饼

原料：胖大海 500g，广柑 500g，白糖 100g，甘草 50g。

制作与服法：先将胖大海、甘草加水炖成茶。再将广柑去皮核，放小锅中，加白糖 50g，腌渍一日，至广柑肉浸透糖，加清水适量，文火熬至汁稠，停火。又将每瓣广柑肉压成饼，加白糖 50g，搅匀倒盘，通风阴干，装瓶。每服 5～8 瓣，用已做好的大海甘草茶冲下，每日 3 次。

功能：清热、燥湿、化痰，适用于痰火所致的妊娠心烦。

5. 产前检查

定期进行产前检查是保障母婴健康的重要措施。通过各种检测手段，及早发现妊娠期疾病、了解胎儿宫内发育情况，并予以处理或治疗，避免妇产科危重疾病的发生和畸形儿的出生。

6. 用药宜慎

孕期患病，要特别注意用药，虽"有故无殒"，但需注意药物对胎儿的影响。

7. 注意胎教

胎儿是人生之始，孕妇的情绪、心态、言行等对胎儿均有影响。《叶氏女科证治》指出："胎前静养乃第一妙法。不较是非，则气不伤矣。不争得失，则神不劳矣。心无嫉妒，则血自充矣。情无淫荡，则精自足矣。安闲宁静，即是胎教。"因此，孕妇要调节情志，心情舒畅，言行端正，以感化教育胎儿，使其健康发育。

8. 逐月养胎

妇人怀胎十月，胎儿在母腹中得益于母亲气血阴阳的充沛调和而变化颇多，故须逐月区别养胎。《诸病源候论》载"逐月养胎法"，即"一月名始胚，足厥阴脉养之；二月名始膏，足少阳脉养之；三月名始胎，当此之时，血不流行，形象始化，未有定仪，见物而变。欲子端正庄严，当令母见贵人，不可见状貌丑恶人也……十月五脏六腑、关节、人神皆备，此其大略也"。

第三节　产褥期保健

分娩是女人一生的重大事件之一，有人形容是过"鬼门关"，因为稍有不慎，胎儿即可能胎死宫内，或者产妇大出血需切除子宫，再有甚者"一尸两命"，故历代医家极为重视。

张仲景的《金匮要略》已有关于妇人产后诸疾的方药。我国最早的产科专书《经效产宝》有"难产四论""产后病二十五论"。《校注妇人良方》记载有各种转正胎位手法。对于产后，考虑其失血伤气的特点，朱丹溪指出当"大补气血为先"，而"产后百节空虚"，稍有感触或失慎，则致生产后诸病。张景岳则认为"产后气血俱去，诚多虚证，然有虚者、有不虚者、有全实者，凡此三者，当随证随人，辨其虚实，以常法治疗"。孙思邈也指出，"凡产妇慎食热药热面，此食常识，饮食当如人肌温也"。他还指出，"勿纵心犯触""产后满百日乃可会合"。而现代医学认为，产褥期是产妇产后各器官除乳腺外恢复正常未孕状态所需的一段时期，通常规定为 6 周。此期各系统变化很大，容易发生生殖系统感染和其他病变，故需保持外阴清洁干燥。产褥期需禁止房事和盆浴。因哺乳的需要，需多进食富含蛋白质和多含汤汁的食物。适当补充维生素和铁剂，并适量运动，防止便秘。产时耗气、失血、伤津，产后阴血骤虚，营卫不固，抵抗力下降；恶露排出，血室已开，胞脉空虚，此时若护理不当，将息失宜，很容易引起疾病。产褥期保健的目的在于促进产后机体生理功能恢复，防止产后并发症的产生。因此，要注意以下几方面的调护。

1. 注意卫生

产后血室正开，恶露未尽，毒邪易入胞中而致产后病变。因此，产后要注意消毒和护理会阴部的产创，以及对洁具和卫生垫的消毒清洁。产后汗多，要经常擦浴、换洗衣物。

2. 调摄生活

产后表虚不固，易为风邪所袭，故要避风寒，冷暖适宜。产后元气未复，故产妇要充分休息，不宜过早或过度操劳，以免产后恶露不绝、子宫脱垂。产妇气血耗伤，又须化生乳汁哺育婴儿，故饮食宜营养丰富且易消化，忌食生冷或过食肥甘，以免胃肠积滞而变生他病。产妇精神要愉快，切忌暴怒或忧思，以免气结血滞，引起产后腹痛、缺乳、郁证等病变。

3. 适当的活动

产后（顺产）3天即可下地做些轻微的活动，如自己洗手、洗脸、倒开水等。产后半月可做些轻微的活动，如自己做饭、洗碗、洗衣物等，满月后，可适当多做些家务劳动。随着体力的恢复，要每天坚持做体操，以减少腹部脂肪的堆积。总之，适当的活动可以调节人体新陈代谢功能，消耗体内过多的脂肪和糖。妇产科专家们根据女性产后的生理特点，编出了一套产后健美操，按照这套健美操进行锻炼，使女性产后通过适当的运动，增强腹壁及子宫肌肉，促使子宫收缩及恶露排出，可预防腹直肌裂开及性器官下垂，加速全身血液循环，预防产后淤血及血栓形成，促进乳汁分泌，有助于保持窈窕的身材。一般而言，正常分娩的产妇可于产后24小时进行这套体操的锻炼。若为难产、剖宫产者则需根据不同情况推迟及减少锻炼的时间与强度。正常分娩后24小时，产妇仰卧于床，可做如下轻微运动。

①对侧踝关节交叉，缩紧髋部肌肉，将两侧大腿向内挤压，然后松弛，缩紧肛门外括约肌，又复松弛，反复运动6次。

②低头，尽量使下颌与前胸接触，连做数次，避免疲劳。

③仰卧如前，做膝关节屈伸动作及足趾屈伸运动。

产后第4天，可做如下床上运动。

①仰卧于床，屈起双膝，缓缓吸气，展开胸腹；呼气时将腹壁缩紧如凹形，同时下臂与床贴紧，反复运动10次。

②双膝跪于床上、双手紧贴床面，头部及臀部同时向一侧做摇摆运动，反复运动5次。

③如上姿势，将腹壁向脊柱紧缩并缩紧髋部肌肉。

4. 计划生育指导

产褥期内禁忌性生活，产后6周起应采取避孕措施，哺乳者以工具避孕为宜，不哺乳者可选用药物避孕。

5. 定期检查

产后6周应到医院做产后健康检查，了解子宫、阴户等复原情况，及时发现乳房、阴户、子宫及产科手术伤口的异常情况，给予指导与治疗。

第四节　产后保健

一、哺乳期保健

哺乳期保健包括宣传母乳喂养的好处和指导母亲以纯母乳喂养婴儿两方面。母乳营养丰富，最适合婴儿消化吸收。同时，母乳含有多种免疫物质，能增强婴儿的抗病能力。因此，应尽量坚持母乳喂养。为了保持哺乳的顺利进行，应注意以下几个问题。

1. 生活宜忌

保持乳汁的质和量，调节饮食、加强营养为第一要务。其次，心情舒畅、精神愉快、睡眠充足、避免过劳、按需喂哺等，也是重要的条件。

2. 乳房保健

注意清洁乳房，每次哺乳前产妇要洗手，并用温开水清洗乳头和乳房，以预防乳房疾病的发生。哺乳前按摩乳房以刺激排乳反射。若乳汁过多而致乳房胀痛者，可用吸奶器将乳汁吸空，以免壅积；发生乳痈者应及时处理；若出现乳头皲裂，哺乳后可将少许乳汁涂在乳头和乳晕，穿戴宽松衣服；如乳头皲裂疼痛，可暂停母乳喂养24小时，将乳汁挤出，用小杯或小匙喂养。

3. 正确哺乳

哺乳姿势可采用侧卧式或坐式，要注意乳房不能堵塞婴儿鼻孔。母乳喂养提倡按需哺乳。

4. 合理哺乳、及时断奶

有些年轻母亲为了保持体形而不愿用乳汁哺育婴儿，这种做法是错误的。分娩后的女性能否保持体形，并不完全取决于是否给婴儿哺乳，而是在于能否掌握正确的授乳方法。哺乳时，应让孩子交替吸吮双侧乳房，一侧吸吮完全后再吸吮另一侧，这样可使每一侧乳房受到均匀哺乳，断奶后乳房仍保持丰满。同时，哺乳期间要戴合适的乳罩，以防乳房下垂。此外，给孩子断奶的时间不要太晚，最好在1周岁以内。因为过于延长哺乳时间，不仅会因乳汁营养价值的降低而影响孩子的发育，而且乳腺分泌量减少会使乳房变得干瘪，断奶后乳房不够丰满。

二、产后避孕

首先，"产后不来月经，不会怀孕，无须避孕"的认识是错误的。因为若产后不哺乳，月经常在产后28～42天来潮；若哺乳，并不是所有产妇都闭经，部分产妇月经仍然按期来潮，有些3个月左右会恢复月经。因此，产后不可疏忽大意，必须注意采取避孕措施。产后避孕的方法有很多，如采用口服避孕药避孕，能抑制排卵，阻止精子进入宫腔，改变子宫内膜，使其不利于孕卵着床而达到避孕目的；也可采用避孕套、阴道隔膜、体外排精等方法避免和阻止精子进入阴道，以达到避孕目的。此外，产后避孕最好的办法是上环。因为在诸多避孕方法中，宫内节育器（也称节育环）是最为简便、长效的。我国目前有 4000 万左右的女性在使用此方法。节育环的种类很多，目前采用的以圆形不锈钢节育环为最多。其最大优点是在宫腔内存放时间长。据研究，放环 20 年以上，其质量仍然与刚刚生产出的节育环的质量相差无几。从模拟腐蚀试验的结果来看，即使在宫腔内放置 30 年也不会有明显的质量问题，所以放置一次基本可以终身避孕。但这种圆形不锈钢宫内节育器有一个缺点，就是失败率比较高，因此第一次放置宫内节育器或因某些原因需要调换宫内节育器的女性最好选择含铜的节育器，失败率相对比较低。

由于宫内节育器在子宫腔内相对正常组织来说是异物，女性绝经后，若生殖道留有异物则易发生感染，所以绝经后的女性应将宫内节育器取出。一般来说，绝经后 6 ～ 12 个月取环最为合适，因为这时已基本不会受孕，而子宫的萎缩才刚刚开始，取环一般比较容易。此外，若放环后，月经不规则而治疗又无效时，则应将节育环取出，同时刮取子宫内膜做病理检查，以排除某些疾病。

三、产后运动保健

据世界卫生组织的一项调查资料表明，全世界肥胖者中，约有三分之二是女性，而且其中大多数女性在婚前均有苗条的身段，在生育之后才变得体态臃肿。确实，据苏联、法国、意大利和中国的医学专家调查证实，30% ～ 45% 的女性在生育、人工流产后明显发胖，世界卫生组织专家对此有更进一步的研究，他们的调查资料表明，多次生育会使女性体重不断增加，且多一次生育会比前一次生育体重递增的幅度更大。产后肥胖的女性因为身体耗氧量增多，加之横膈上抬，压迫心肺，往往稍一活动就会感到心慌、多汗、疲乏。由于这些现象的出现，部分肥胖产妇在产后更是卧床不动，随之而来的则是食欲减退、生殖器官恢复缓慢，甚至出现炎症、四肢无力、睡眠质量差、精神欠佳，更加不利于产后康复和婴儿喂养。有的产后肥胖女性还会出现尿失禁、子宫后倾或脱垂等问题，给健康带来更大的影响。如上所述，女性产后一定要注意健美运动，千万不可等闲视之。

产后进行适当的运动是产后保健及预防产后发胖的重要措施。产后要进行健美锻炼，且宜在产后早期进行，这样远比中后期锻炼更有意义。产后早期指在分娩后2周内，一般正常分娩的女性均可进行。产后6周即可做如下运动。

①仰卧于床，屈膝抬起头及肩部，双手向前并举于左膝侧及右膝侧，反复运动3次。

②做膝胸卧式，双膝相距约30cm，每次5分钟，每日2次。

③双膝跪在床上，左手撑床板，举起右手向天花板，头侧向并注视右手指端；复将右手向身体左侧运动。尽力扣着背部，如此双手交互运动5次。

④端坐床上，屈起右膝关节，左足平放于地面；双手抱右膝，伸展背部肌肉，腹壁缩紧、双肩松弛，双膝交互运动10次。

⑤平卧于床上，双膝屈于腹部，双手抱膝，尽量将膝屈于胸前，与胸贴近，然后徐徐将腿伸长，每日做6次。

⑥坐姿靠墙壁上，头背及臀贴近墙壁；头直伸，使下颌向内，足平放于地面；双手于耳旁向上举起，缩紧腹壁，并使脊柱下端与墙紧贴，每日做5次。

⑦做"骆驼行走"运动。站立弯腰，使双手贴于地面，双足相距30～50cm，务必使膝肘关节伸直，往来行走于室内，每天做5次。

四、产后日常调摄

1. 产后束腰习惯好

女性产后往往发胖，为了保持体形的匀称，不少人用上了腹带、腰封一类的内衣。从医学角度看，这样做除了有助于恢复体形，还能有效防止产后胃下垂。原因何在呢？原来，女性怀孕后，由于子宫逐渐增大，胃被向上推移，与胃有关的韧带组织力量也变得较为薄弱。分娩后，子宫变小，胃突然失去了下方的支撑力量，在自身组织未恢复原有力量前，胃就容易处于下垂的状态。由上可知，产后女性暂时让腰腹紧束，对身体的确有好处。不过，也要有紧有松，以免影响胃肠道的消化功能。

2. 饮食适度

饮食无规律、食物偏嗜或过食肥甘油腻食物等，是造成肥胖的最常见原因。女性孕期产后需要的营养比平常多，但也要注意饮食有节，每日少食多餐，按时进行，形成习惯。要少吃动物脂肪、内脏和甜食，多吃高蛋白、高维生素类食物。如果产后已经发胖，要注意减少摄入热量较高的主食。

3. 睡眠正常

若睡眠过多，人体新陈代谢降低，糖分等营养物质以脂肪形式在体内积聚，这是造成肥胖的原因之一。因此产褥期睡眠要讲究科学，遵循按时睡眠的原则，并讲究睡眠的环境、姿势等要素，以提高睡眠质量。

4. 心情愉快，情志舒畅

保持情志舒畅，避免烦躁、生气、忧愁等情志因素的影响，在产后肥胖的预防中也不容忽视。因为情志因素可使体内内分泌系统失调，从而影响新陈代谢和营养循环，造成肥胖或产生疾病。

第五节　绝经前后保健

绝经前后是指女性在绝经前出现与绝经相关的迹象，至最后一次月经后 1 年，即卵巢功能开始衰退直至最后一次月经后 1 年的时期，此期称为

"围绝经期"，以往称之为"更年期"。此时肾气渐衰，天癸将竭，冲任二脉虚损，每可致阴阳不相协调。女性更年期是个大变化的时期，目前认为变化最显著、最受影响的是卵巢。卵巢到50岁左右开始衰退萎缩，它和下丘脑、垂体、肾上腺等内分泌器官的平衡制约关系失调，身体的各器官系统由此发生了一系列变化，特别是卵巢的主要"靶器官"——子宫的变化表现更为突出。由于"任脉虚，太冲脉衰少，天癸竭，故致地道不通"，即月经闭止，也就是说，女性更年期的生理变化最突出的是月经改变。现代医学认为，女子更年期由于卵巢功能减退，卵泡不能发育成熟和排卵，致使先出现月经紊乱，经量或多或少，时间推迟或提前，经期缩短或延长，最后终因卵巢萎缩导致月经闭止。一般说来，初潮早的绝经晚，初潮晚的绝经早。未生育过的绝经早，生育多的绝经较晚。

更年期大体可分为以下三个阶段。

一是近绝经期，从38～40岁开始，生殖功能逐步减退，这时月经发生改变，周期不规则，出血量时多时少，可2～3个月来一次或1个月来两次，持续2～3天或10多天，这样的月经经常不伴随排卵，因此不易妊娠。二是绝经期，指月经停止，多发生在45～55岁。我国女性的绝经年龄有推后的趋向。三是绝经后期，由于卵巢功能减退，雌激素下降，引起生殖器官、第二性征及其他代谢方面的变化，很多女性感到自己正在逐步进入老年，也可引起一些心理上的改变。

为了减轻更年期的种种不适，消除更年期的烦恼，一个很重要的方面就是以科学的态度，正确认识更年期。它的到来是很自然的事情，出现一些自觉症状并不是什么大毛病，更不会威胁人的生命，只是女性生理改变的自然反应而已。而且经过6个月到2年的时间，身体重新建立起新的平衡，就可恢复正常的生理状态，还可以重新焕发出"第二青春"。消除顾虑，排除紧张，减轻思想负担，保持愉快的心情，各种不适的感觉会逐渐消失。对于更年期综合征比较突出的女性，家中的亲人应多加关怀、谅解和照顾。而对于女性更年期抑郁症患者，切不可认为只是精神不快而已，这种患者总想着不愉快的事情，回忆往事，灰色暗淡，甚至自责不已，面对现实，处处不满，想象将来，茫然失望，严重的还会产生轻生的念头，所以，要及时诊治，以免发生意外。精神因素是更年期综合征的重要发病原因，约80%的更年期综合征与各种不良精神因素的刺激有关。步入更年期后，人的神经系统功能和精神活动都较脆弱和不稳定，对不良刺激的适应能力降低。有些精神因素在一般情况下不起致病作用，但在更年期则有可能致病。因此，在更年期进行自我调整有着重要的意义。应该认识到，衰老是人生的必经之路，因而要满怀热情地去迎接它。当女性朋友满怀信心地走过更年期这段路程时，就能体会到"精神滋补剂"对于延缓衰老的作用是不可低估的。

1. 健康教育

广泛宣传绝经前后卫生知识，消除女性不必要的思想顾虑。此期可出现烦躁不安、失眠心悸、月经失调等生理变化，可通过本人的心理调节和家庭、社会的关怀，帮助其适应此种变化。

2. 生活调理

注意劳逸结合，参加适当的劳动和活动，不可过度安逸少动，但也要避免过重的体力劳动，防止子宫脱垂。饮食起居有规律，多食豆类制品、牛奶、新鲜蔬菜、水果等，少食油腻、肥甘、辛辣等食物。

3. 饮食调理

首先遵循合理搭配、饮食有节的原则。女性在此阶段身体器官开始走向衰老，免疫能力下降，这时一定要调整饮食结构、制订营养食谱，以满足身体所需。以高蛋白、高维生素、高钙、低脂肪、低糖、低热量食物为宜。对于出现肾阴虚症状的女性，可食用清蒸杞甲鱼、生地黄精粥（《中医药膳与食疗》）等药膳；出现肾阳虚症状的女性可食用附片鲤鱼汤、虫草全鸭汤（《中医药膳与食疗》）；出现阴阳俱虚症状的女性可食用二仙炖羊肉（庞保珍验方）。中医学认为，女性绝经前后，先天肾气渐趋衰竭，如《黄帝内经》记载："七七任脉虚，太冲脉衰少，天癸竭。"现代医学研究也表明，女性绝经表示人由壮年逐渐进入老年前期。性激素分泌减少，会引起内分泌系统和自主神经功能的失调，从而引起月经异常，最终导致月经闭止，同时伴有潮热出汗、心烦忧郁、情绪不稳、不寐多梦、健忘怔忡、眩晕无力等。此时一定要重视加强饮食调理。

（1）宜选用一些既有营养，又能健脾益气、滋阴润燥、宁心安神的食物，如小麦、红枣、山药、赤小豆、莲子、百合、薏米、桑椹、枸杞子、蜂蜜等，此类食物相互配伍，既是美味佳肴，又是治病健身良药。

①绝经前后伴有心悸不寐、怔忡健忘、肢体乏力者，可用莲子、百合、粳米各 30g 同煮成粥，每日早晚各服 1 次。

②绝经前后伴有潮热出汗、烦躁心悸、忧郁易怒者，可用小麦 30g，红枣 10 枚，甘草 10g，煎水，每日早晚各服 1 次。

③绝经前后伴有头晕目眩、饮食不香、困倦乏力者，可用枸杞子、桑椹、红枣等份，煎水，早晚各服 1 次；或用怀山药 30g，瘦肉 100g，炖汤，每日 2 次。

④绝经前后伴有肢体浮肿、皮肤麻木、关节酸痛者，可用赤小豆、薏米、粳米各 30g，红枣 10 枚，每日熬粥食之，一日 3 餐。

现代营养学认为，由于此时人体基础代谢的下降和体力活动的减少，进食热量应加以限制，少吃含糖食物，脂肪应以植物脂肪为主，蛋白质的摄入是不可少的，应有一定量的瘦肉、鱼、蛋、牛奶、豆制品等的摄入。蔬菜、富含维生素 C 的水果应注意食用。由于更年期症状复杂，在选用饮食调理时，还应根据以下情况分别采取一些措施。如月经频繁、经血量多，而引起贫血者，可选择含高蛋白食物，如鸡蛋、瘦肉（牛、羊、猪等）、豆类等，平时还可多食一些猪肝、蔬菜和水果。如果食欲不好，厌油腻，可用红枣、桂圆加红糖做成红枣桂圆汤饮用，或用红枣、赤小豆煮粥当点心，均能健脾补血。对于更年期患有头昏、情绪不安、失眠者，要选择含 B 族维生素丰富的食物，如粗粮（小米、麦片）、豆类、瘦肉和牛奶。牛奶中所含的色氨酸有镇静安眠功效。此外，绿叶菜、水果也含有 B 族维生素。这些食品对维持神经系统功能、促进消化都有良好的作用。同时要少吃盐（以普通盐量减半为宜），避免进食刺激性食品，如酒、咖啡、浓茶、胡椒等。身体发胖、胆固醇增高，应选择优质蛋白质和含胆固醇低的食物，如瘦肉、鸭肉、鱼类。多吃豆类及豆制品，特别是大豆，其中含丰富的钙、磷、铁和维生素 B_1、维生素 B_2，另外大豆中的亚麻油酸还具有降低胆固醇的作用。

（2）几种食疗方

①桑椹膏：桑椹 500g，加水煮得极烂，另加冰糖 200g，用文火收膏，每日服 2 次，每次 1 匙，开水冲服。桑椹膏具有补肝益肾、养血明目的功效，用于治疗头晕目眩、失眠耳鸣、视物昏花、须发早白、健忘多梦等症。

②甘麦大枣汤：淮小麦 30g，红枣 10 枚，甘草 9g，煎汤代茶饮。甘麦大枣汤有养心安神的功效，用于治疗心烦不寐、夜寐梦扰、哭笑无常、胆怯易惊、心悸怔忡、多汗等症。

③清蒸甲鱼枸杞：甲鱼 1 只（去内脏），枸杞 45g（放入甲鱼腹内），加葱、姜、糖、料酒等放火上清蒸，熟后吃肉、枸杞子并喝汤。甲鱼、枸杞有滋肾阴、清虚热的功效，可用于治疗阴虚内热、潮热盗汗、腰膝酸软、月经不调等症。

④桑菊茶：桑茶一撮，菊花 5 朵，用沸水泡茶或煎汤代茶饮。桑菊茶有清肝明目、降低血压的作用，对高血压、头晕头胀、烦躁失眠、视物不清、口苦耳鸣者有较好的疗效。

⑤人参杜仲酒：人参 1 枚，杜仲 30g，浸泡于 500g 白酒中，2 个月后即可饮用。每次 1 杯，每日 1～2 次。人参杜仲酒有益气健脾、补肾壮阳的功效，适用于体虚乏力、心悸气短、腰膝酸软、失眠健忘、性欲淡漠者。

⑥山楂荷叶茶：山楂 15g，荷叶 12g，共研粗末，水煎代茶饮用。山楂荷叶茶有降压消脂的作用，适用于更年期高血压、血脂过高及单纯性肥胖症等。

⑦石决龙牡粥：石决明 30g，煅龙骨 30g，煅牡蛎 30g，加水 300mL，煎 1 小时，去渣取汁，再加入糯米 100g、水 600mL 煮成粥，放入红糖适量，再用文火煮沸即可食用。石决龙牡粥有平肝潜阳、镇静安神之功效，对头痛耳鸣、头晕目眩、心神不安、心悸怔忡、失眠多梦、自汗、盗汗等

症有较好的辅助治疗效果。

4. 精神调护

（1）喜乐平和：《管子·业内》曰："凡人之生也，必以其欢，忧则失纪，怒则失端，忧悲喜怒，道乃无处。"故妇人进入围绝经期，应根据自己的具体情况，自行选择兴趣爱好，寻找乐趣。《寿亲养老新书》曰："读义理学，学法贴字，澄心静坐，益友清谈，小酌半盅，浇花种竹，听琴玩鹤，焚香煎茶，登城观山，寓意弈棋。"通过这些方法，寻求自己的快乐，培养开朗的性格，这对女性顺利度过围绝经期或延缓衰老是非常有益的。

（2）忌怒避惊：《老老恒言·戒怒》云："人借气以充身，故平日在乎善养，所忌最是怒，怒气一发，则气逆而不顺，窒而不舒，伤我气，即足以伤我身。"故应尽力戒怒。部分女性对于围绝经期综合征一系列症状惊恐万分，害怕自己患有绝症。剧烈的惊恐可使人体气机逆乱、心神失守、阴阳离散，轻则患病，重则危及生命，故应尽力戒之。

（3）保持良性心态：更年期应力求保持良好的心理状态，这有利于增强机体的抗病能力。良性心态还会使神经内分泌系统与免疫系统密切协作，从而使机体的健康水平保持在最佳状态。那么怎样才能保持乐观豁达的心态呢？首先，要保持对工作的热情和对事业的进取心，不可自以为快退休而失去事业心；其次，适当调整工作角色，更多从事能够胜任的工作；再者，丰富自己的业余生活，关心家庭，注意修身养性。

（4）讲究情绪疏导：生活中的烦恼是难以避免的，喜怒哀乐人皆有之。更年期应尽量避免劣性心理的刺激，因为精神上的刺激极易导致更年期诸多疾患。有关资料表明，更年期发生情绪危机的人患癌症的危险性也较大。所以，应通过对心理活动的自我调整，使不良情绪得以缓解。要理智地息怒排忧，保持心理上的相对安定。遇有不顺心的事，积郁在心是不妥的，可以找知心朋友一吐为快；苦闷之时不妨采取"精神胜利法"，在将要发脾气时要想到"制怒"二字，或干脆避开，出去走走。

5. 适当运动

近年来许多调查发现，中年人，特别是中年知识分子和干部，死亡率高于老年人。中年人患有各种慢性病者占87%，因此，处于中老交替时期的更年期患者，更应重视身体锻炼，努力增强身体素质。锻炼身体可促进新陈代谢，使气血周流，脏腑功能活跃，吐故纳新，延缓衰老。步入更年期的人，宜进行登山、散步、长跑、体操、家务劳动等项目，或参加一些传统体育项目，如气功、太极拳、八段锦、五禽戏等，不仅具有保健作用，而且具有一定防治效果。更年期的运动锻炼宜掌握下列原则。

（1）循序渐进：运动量要由小到大，慢慢增加。

（2）持之以恒：不要忽冷忽热，三天打鱼，两天晒网。

（3）动静适度：活动量应根据自己情况选择，避免快速、旋转、低头或有可能跌倒的动作。

6. 定期体检

围绝经期是女性生殖系统肿瘤的好发年龄，如子宫内膜癌、宫颈癌、卵巢癌等。同时围绝经期女性由于性激素水平下降，尤其是雌激素水平低下，常出现三酰甘油及胆固醇等升高、高密度脂蛋白下降等血脂代谢紊乱，从而导致高血压病、动脉粥样硬化，甚至心肌梗死或脑卒中。因此应每半年或1年进行一次全面系统的健康检查。

7. 节制房事

此指更年期的性生活要减少。原因是更年期肾精亏虚，天癸渐减，性欲一般逐年降低。若房事过度，容易耗伤肾精，而肾为先天之本，肾精亏虚是导致早衰的重要原因，通常此期的性生活以每周一次较为合适。

下 篇

妇女常见病的中医护理

/ 第三章 / 常见月经病的中医护理

第一节 崩漏

崩漏是月经周期、经期、经量严重紊乱的疑难急重病症。临证要与月经不调、生殖器肿瘤、炎症、妊娠、产后等引起的如崩似漏的疾病相鉴别。崩漏是指经血非时暴下不止或淋漓不尽，前者称为崩中，后者称为漏下，由于崩与漏二者常相互转化，故概称为崩漏，是月经周期、经期、经量严重紊乱的月经病。西医学排卵障碍性异常子宫出血可参照本病辨证治疗。

崩漏可发生于月经初潮至绝经的任何年龄，发作时常出现经血暴下如注，致使气血俱虚，如不及时治疗，易致厥脱，甚至危及生命。

一、辨证论治

1. 血热证

（1）实热证

证候：经血非时暴下，或淋漓不净又时而增多，血色深红或鲜红，质稠，或有血块；唇红目赤，烦热口渴，或大便干结，小便黄；舌红苔黄，脉滑数。

证候分析：阳盛血热，实热内蕴，热扰冲任，血海不宁，迫血妄行，故血崩暴下或淋漓不净；血热则色鲜红或深红；热灼阴津，则质稠或有血块。舌、脉均为实热之象。

治法：清热凉血，止血调经。

主方：清热固经汤（《简明中医妇科学》）。

（2）虚热证

证候：经血非时而下，量少淋漓，血色鲜红而质稠；心烦潮热，小便黄少，或大便干燥；舌质红，苔薄黄，脉细数。

证候分析：阴虚失守，冲任不固，故经血非时而下；阴虚生热，虚热扰血，热迫血行；阴虚血少，则量少淋漓，质地黏稠。心烦潮热，尿黄便结，舌红，苔薄黄，脉细数，均为虚热之象。

治法：养阴清热，止血调经。

主方：上下相资汤（《石室秘录》）。

2. 肾虚证

（1）肾阴虚证

证候：月经紊乱无期，出血淋漓不净或量多，色鲜红，质稠；头晕耳鸣，腰膝酸软，或心烦；舌质偏红，苔少，脉细数。

证候分析：肾阴亏虚，阴虚失守，封藏失司，冲任不固，故月经紊乱，经量多或淋漓不净；阴虚生内热，热灼阴血，则血色鲜红，质稠；阴血不足，不能上荣于脑，故头晕耳鸣；阴精亏虚，外府不荣，作强无力，则腰膝酸软；水不济火，故心烦。舌红，苔少，脉细数，均为肾阴亏虚之象。

治法：滋肾益阴，止血调经。

主方：左归丸（《景岳全书》）去牛膝合二至丸（见"经期延长"）。

（2）肾阳虚证

证候：月经紊乱无期，出血量多或淋漓不尽，色淡质清；畏寒肢冷，面色晦黯，腰腿酸软，小便清长；舌质淡，苔薄白，脉沉细。

证候分析：肾阳虚弱，肾气不足，封藏失司，冲任不固，故月经紊乱，量多或淋漓；阳虚火衰，胞宫失煦，故经血色淡、质清。余证均为阳虚失煦之象。

治法：温肾固冲，止血调经。

主方：右归丸（《景岳全书》）去肉桂，加补骨脂、淫羊藿。

3. 脾虚证

证候：经血非时而至，崩中暴下，继而淋漓，血色淡而质薄；气短神疲，面色㿠白，或面浮肢肿，四肢不温；舌质淡，苔薄白，脉弱或沉细。

证候分析：脾虚气陷，统摄无权，故忽然暴下，或日久不止而成漏下；气虚火不足，故经血色淡而质薄；中气不足，清阳不升，故气短神疲；脾阳不振，则四肢不温，面色㿠白；脾虚水湿不运，泛溢肌肤，则面浮肢肿。舌淡，脉弱，均为脾虚阳气不足之象。

治法：补气升阳，止血调经。

主方：举元煎（见"月经过多"）合安冲汤（《医学衷中参西录》）加炮姜炭。

4. 血瘀证

证候：经血非时而下，时下时止，或淋漓不净，色紫黑有块；或有小腹不适；舌质紫黯，苔薄白，脉涩或细弦。

证候分析：胞脉瘀滞，旧血不去，新血难安，故月经紊乱，离经之血时停时流，经血时来时止；冲任瘀阻，新血不生，旧血蓄极而满，故经血非时暴下；瘀阻则气血不畅，故小腹不适。血色紫黑有块，舌紫黯，脉涩，均为有瘀之征。

治法：活血化瘀，止血调经。

主方：四草汤（《实用中医妇科方剂》）加三七、蒲黄。

二、中医护理

1. 起居调护

（1）居室宜保持安静，温湿度适宜。

（2）崩漏出血期应卧床休息，防止因活动、劳累而引起更多的出血，防止因眩晕而跌仆或昏倒，必要时可取头低足高位。

（3）肾阳虚、血瘀者注意避风寒。

（4）重视经期个人卫生，尽量避免或减少宫腔手术。

（5）加强锻炼，防止复发。

（6）如因虚汗出，须及时擦干，以防感受风寒。

2. 饮食调护

（1）饮食宜高蛋白、易消化，忌煎炸、辛辣、活血的食物。

（2）肾阳虚者宜食羊肉、韭菜等补阳之品，忌生冷食物。

（3）肾阴虚者宜食甲鱼、紫菜、黑木耳等滋阴之品，可常饮藕汁、梨汁等，忌食葱、姜、辣椒等生火刺激之品。

（4）脾虚者宜食瘦肉、薏米、山药、鸡蛋等补益脾胃之品。

（5）血崩者宜食动物肝脏、乳类、瘦肉类等含铁及钙质丰富的食物。

（6）血瘀者宜食山楂、橘皮、佛手等行气活血之品。

3. 情志调护

（1）本病的发生与情志密切相关，应避免思虑过度、惊恐、忧郁等不良情绪。

（2）患者常因失血过多，担心预后而忧郁，应关心体贴，加强精神调摄。

（3）鼓励患者参加适度的活动，消除不良情志刺激，保持平和的心境。

4. 用药调护

（1）遵医嘱正确给药，观察用药后的疗效和反应。

（2）血瘀者服活血化瘀、通利血脉之剂，宜餐前服。对需要进行性激素治疗者，不得擅自改变给药剂量、时间与方法。

（3）虚证及血瘀者，中药汤剂宜饭后温热服；血热者，宜饭后偏凉服。

（4）根据出血情况，及时调整中药汤剂，出血过多时不宜应用活血通经药。

（5）血崩者服用止血药物大多伴有恶心呕吐，可将姜汁滴于舌面以缓解之。

5. 病时调护

（1）严密观察阴道出血的量、色、质，有无血块及小腹疼痛等伴随症状。

（2）严密监测患者的生命体征、舌象、脉象、神志、二便等内容，若出血量多且不止，出现面色苍白、神情烦躁、汗出肢冷、脉细数、血压下降等征象，应立即报告医生，采取积极措施予以止血，必要时做好输血准备，以防发生阴血暴亡、阳气外脱危象。

6. 中医护理适宜技术

（1）小腹冷痛者可行腹部热敷，或艾灸气海、关元、归来、三阴交等穴。

（2）止血可选用神阙、隐白穴针刺或艾灸，或耳穴贴压子宫、内分泌、皮质下等穴。

（3）出现厥脱症状时，针刺水沟、合谷，艾灸百会、神阙、气海等穴，密切观察出血量和生命体征变化。

7. 预防调护

（1）经期注意休息与保暖，避免着凉，起居有规律。注意经期卫生及生活调摄，劳逸结合，适度运动，增强体质。

（2）平时加强饮食调养，少食辛辣、生冷、油腻、刺激性食物，保护胃气。

（3）日常生活中注意调节情志，保持平和的心态。尤其是更年期女性，要做好情绪调控，避免不良情绪刺激。

（4）医生应向患者及家属解释崩漏的病因、预后及用药知识，按时随诊，预防疾病反复及迁延不愈。凡出血量多者，急则治标，以止血为第一要务。避免早婚、房劳、多产、频繁人工流产等诱发因素。

第二节 闭经

原发性闭经是指女性年逾 16 岁，虽有第二性征发育但无月经来潮；或年逾 14 岁，尚无第二性征发育及月经。继发性闭经是指月经来潮后停止 3 个周期或 6 个月以上。闭经古称"经闭""不月""月事不来""经水不通"等。

本病以持续性月经停闭为特征，临床常见，属于疑难性月经病，病程较长，病机复杂，治愈难度较大。妊娠、哺乳和围绝经期，或月经初潮后 1 年内发生月经停闭，不伴有其他不适症状者，不作闭经论。因先天性生殖器官发育异常，或后天器质性损伤而闭经者，药物治疗很难奏效，不属本节讨论范围。

西医学病理性闭经，可参照本病辨证治疗。

一、辨证论治

1. 肾虚证

（1）肾气虚证

证候：月经初潮来迟，或月经后期量少，渐至闭经；头晕耳鸣，腰膝酸软，小便频数，性欲降低；舌淡红，苔薄白，脉沉细。

证候分析：肾气不足，精血衰少，冲任气血不充，血海空虚，不能按时满盈，故月经初潮来迟，或后期量少，渐至停闭；肾虚不能化生精血，髓海、腰府失养，故头晕耳鸣，腰膝酸软；肾气虚则阳气不足，故性欲降低；肾气虚而膀胱失于温化，故小便频数。舌淡红，苔薄白，脉沉细，均为肾气虚之征。

治法：补肾益气，养血调经。

主方：大补元煎（见"月经后期"）加丹参、牛膝。

（2）肾阴虚证

证候：月经初潮来迟，或月经后期量少，渐至闭经；头晕耳鸣，腰膝酸软，或足跟痛，手足心热，甚则潮热盗汗，心烦少寐，颧红唇赤；舌红，苔少或无苔，脉细数。

证候分析：肾阴不足，精血亏虚，冲任气血不充，血海不能满溢，故月经初潮来迟，或后期量少，渐至停闭；精亏血少，不能濡养空窍、外府，故头晕耳鸣，腰膝酸软，或足跟痛；阴虚内热，故手足心热；虚热迫津外泄，故潮热盗汗；虚热内扰心神，则心烦少寐；虚热上浮，则颧红唇赤。舌红，苔少或无苔，脉细数，均为肾阴虚之征。

治法：滋肾益阴，养血调经。

主方：左归丸（见“崩漏”）。

（3）肾阳虚证

证候：月经初潮来迟，或月经后期量少，渐至闭经；头晕耳鸣，腰痛如折，畏寒肢冷，小便清长，夜尿多，大便溏薄，面色晦黯，或目眶黯黑；舌淡，苔白，脉沉弱。

证候分析：肾阳虚衰，脏腑失于温养，精血化生乏源，冲任气血不充，血海不能满溢，故月经初潮来迟，或后期量少，渐至停闭；肾阳虚衰，阳气不布，故畏寒肢冷；肾阳虚，不足以温养髓海、外府，故头晕耳鸣，腰痛如折；肾阳虚，膀胱气化失常，故小便清长，夜尿多；肾阳虚，不能温运脾阳，运化失司，故大便溏薄；肾阳虚，其脏色外现，故面色晦黯，目眶黯黑。舌淡，苔白，脉沉弱，均为肾阳虚之征。

治法：温肾助阳，养血调经。

主方：十补丸（《济生方》）加佛手、川芎。

2. 脾虚证

证候：月经停闭数月；神疲肢倦，食少纳呆，脘腹胀满，大便溏薄，面色淡黄；舌淡胖、有齿痕，苔白腻，脉缓弱。

证候分析：脾虚生化无力而乏源，冲任气血不足，血海不能满溢，故月经停闭数月，面色淡黄；脾虚运化失司，湿浊内生而渐盛，故食少纳呆，脘腹胀满，大便溏薄；脾主四肢，脾虚中阳不振，故神疲肢倦。舌淡胖、有齿痕，苔白腻，脉缓弱，均为脾虚之征。

治法：健脾益气，养血调经。

主方：参苓白术散（《太平惠民和剂局方》）加泽兰、怀牛膝。

3. 精血亏虚证

证候：月经停闭数月；头晕目花，心悸少寐，面色萎黄，阴道干涩，皮肤干枯，毛发脱落，生殖器官萎缩；舌淡，苔少，脉沉细弱。

证候分析：精血亏虚，冲任气血衰少，血海不能满溢，故月经停闭；精血乏源，上不能濡养脑髓清窍而头晕目花，下不能荣养胞宫而生殖器官萎缩；精不化气，气不生津，故阴道干涩；血虚，内不养心神，故心悸少寐；外不荣肌肤，故皮肤干枯，毛发脱落，面色萎黄。舌淡，苔少，脉沉细弱，均为精血亏虚之征。

治法：填精益气，养血调经。

主方：归肾丸（方见"月经过少"）加北沙参、鸡血藤。

4. 气滞血瘀证

证候：月经停闭数月，小腹胀痛拒按；精神抑郁，烦躁易怒，胸胁胀满，嗳气叹息；舌紫黯或有瘀点，脉沉弦或涩而有力。

证候分析：气机郁滞，气滞血瘀，冲任瘀阻，血海不能满溢，故停闭不行；瘀阻胞脉，故小腹胀痛拒按，胸胁胀满；气机不畅，肝气不舒，故精神抑郁，烦躁易怒，嗳气叹息。舌紫黯或有瘀点，脉沉弦或涩而有力，也为气滞血瘀之征。

治法：行气活血，祛瘀通经。

主方：膈下逐瘀汤（《医林改错》）。

5. 寒凝血瘀证

证候：月经停闭数月，小腹冷痛拒按，得热则痛缓；形寒肢冷，面色青白；舌紫黯，苔白，脉沉紧。

证候分析：寒邪客于冲任，与血相搏，血为寒凝而瘀塞，冲任瘀阻，血海不能满溢，故经闭不行；寒客胞中，血脉不畅，"不通则痛"，故小腹冷痛拒按，得热后血脉暂通，故腹痛得以缓解；寒邪伤阳，阳气不达，故形寒肢冷，面色青白。舌紫黯，苔白，脉沉紧，为寒凝血瘀之征。

治法：温经散寒，活血通经。

主方：温经汤（方见"月经后期"）。

6. 痰湿阻滞证

证候：月经停闭数月，带下量多，色白质稠；形体肥胖，胸脘满闷，神疲肢倦，头晕目眩；舌淡胖，苔白腻，脉滑。

证候分析：痰湿阻于冲任，壅遏血海，经血不能满溢，故经闭不行；痰湿下注，损伤带脉，故带下量多，色白质稠；痰湿内盛，清阳不升，故头晕目眩，形体肥胖；痰湿困阻脾阳，运化失司，故胸脘满闷，神疲肢倦。舌淡胖，苔白腻，脉滑，为痰湿阻滞之征。

治法：豁痰除湿，活血通经。

主方：丹溪治湿痰方（《丹溪心法》）。

二、中医护理

1. 起居调护

（1）女性月经前后及产后应注意保暖，防止受凉、淋雨。

（2）涉水淋雨、冷水洗浴、衣着单薄、居处潮湿、晨起踏露等，均可致使寒凝血瘀，导致闭经。尤其是寒冬季节，千万不可因追求美丽而"楚楚冻人"。

2. 饮食调护

（1）体质虚弱者应多食用具有营养滋补和活血通络作用的食物，如鸡蛋、牛奶、大枣、桂圆、核桃、羊肉等。亦可自制如下药膳。

①山药内金散

原料：山药 90g，鸡内金 30g。

制作与服法：将两味干燥，共研细末。每服 12g，每日 2 次，用糯米酒或黄酒送服。

功能：健脾益肾，补血通脉，适用于气血虚弱之闭经。

②木耳胡桃糖

原料：黑木耳 120g，核桃仁（胡桃仁）120g，红糖 240g，黄酒适量。

制作与服法：将木耳、核桃仁碾末，加入红糖搅拌均匀，罐装密封。每服 30g，黄酒调服，每日 2 次，服至月经来潮。

功能：益气养血，滋养冲任，适用于气血虚之闭经。

（2）对气滞血瘀引起的闭经，可多食些行血化瘀之品，如生姜、大枣、红糖等。可将红糖煎水代茶饮，或口服红花酒等。宜用理气活血、祛瘀通经之药膳治疗。

猪爪（猪蹄壳）葵梗煎

原料：向日葵梗 9g，猪爪 250g。

制作与服法：先将猪爪洗净，刮去污垢，用河沙在锅中炒炮，再淘洗干净后放入砂锅内，用文火煨炖至烂熟。猪爪煨烂后，加入向日葵梗，煮沸，熬成浓汁，去渣，饮汁。每日 2 ～ 3 次，每次 20 ～ 30mL。

功能：活血行气化瘀，适用于气滞血瘀之经闭。

（3）对于极度消瘦引起的闭经者，应特别重视改变饮食习惯，消除拒食心理，加强营养的全面供给，改善身体的营养状况，使身体恢复到正常状态。总之，全面合理的营养对促进青春期女性的身体发育有重要意义，对于增强身体素质及防治闭经也会起到积极的作用。

（4）阴虚内热症状明显，宜用养阴清热调经之药膳治疗。

泽兰炖甲鱼

原料：泽兰叶 10g，甲鱼 1 只，米酒少许。

制作与服法：活甲鱼先用热水烫，使其排尿后切开，去肠脏，泽兰叶 10g 研末，纳入甲鱼腹内（甲与肉同用），加清水适量，放瓦盅内隔水炖熟，加少许米酒服食。隔日 1 次，连服 3 ～ 5 次。

功能：甲鱼肉与甲同用，有滋阴清热养血之效；泽兰活血、行水，常用以治疗月经病。二者共用，养阴清热，适用于阴虚血燥之闭经。

（5）痰湿阻滞型闭经可以用清利湿热之药膳治疗。

薏苡根煎

制作与服法：将薏苡仁根30g洗净，切段，水煎取汁。早晚空腹饮用，连服十余剂。

功能：利浊去湿，引血下行，适用于痰湿阻滞之经闭。

3. 情志调护

（1）忌情绪不调，正常的情绪活动有利于促进人体健康，情志异常则有损脏腑的生理活动，导致疾病发生。

（2）必须进行心理治疗，以缓解疾病带来的不良情绪和思想压力。亲切的开导疏解是最常见的基本方式。保持豁达乐观的处世态度，学会缓解和释放压力。

4. 用药调护

（1）气血两亏型：治宜大补气血，方用十全大补汤（人参、白术、茯苓、甘草、地黄、当归、白芍、川芎、黄芪、肉桂）加减治疗。

（2）气滞血瘀型：治宜理气、活血化瘀，方用少腹逐瘀汤（当归、川芎、肉桂、延胡索、五灵脂、蒲黄、小茴香、炮姜、没药），酌加木香、香附、桃仁、红花等理气活血药。

（3）阴虚血亏型：治宜滋阴养血，方用大营煎（熟地黄、当归、甘草、杜仲、牛膝、肉桂、枸杞），酌加女贞、白芍、青蒿、鳖甲等养阴退热药。

（4）寒湿凝滞型：治宜温经散寒、燥湿化瘀，方用温经汤合二陈汤加减治疗。

（5）痰阻冲任型：治宜祛痰通络、调理冲任，可用煮半夏、路路通、穿山甲（代）、桃仁、红花、当归、香附、陈皮等药治疗。

5. 病时调护

（1）注意摄食养生。经期产后，血室正开，邪气易侵，应注意保暖，避免淋雨、涉水、感受寒邪等。

（2）保持心情愉快舒畅、减少精神刺激与其他不良刺激，以免气血逆乱，影响月经的正常来潮。解除病后的恐惧心理和思想顾虑，促使疾病早日痊愈。

6. 中医护理适宜技术

（1）取长强穴，然后配合肾俞、阴交、三阴交、地机、八髎。

（2）取中极、十七椎下、公孙、次髎穴。Ⅰ型为冲、任、督三脉不足，气血亏虚，脉络失养，加关元、气穴、百会、神门、肝俞、志室、肓俞、复溜、气门；Ⅱ型为邪侵冲任，气血瘀阻，脉络失宣，加中脘、大赫、子宫、腰俞、肝俞、脾俞、蠡沟、三阴交。

（3）耳穴压豆：耳穴取内生殖器、内分泌、皮质下，配合肝、肾、心，用王不留行籽贴压，并适当按揉。

7. 预防调护

（1）年轻女性要注意避孕，不进行人工流产手术。

（2）要注意控制饮食，肥胖患者应适当限制饮食及水盐摄入，消瘦者可多食肉类、禽蛋类、牛奶及新鲜蔬菜。

（3）增强体质，平时加强体育锻炼。经期要注意保暖和卫生，因身体抵抗力弱，要防止重体力劳动，注意劳逸适度。

（4）保持乐观平衡的心理状态也是重要的。

第三节　痛经

痛经是指女性正值经期或经行前后出现周期性小腹疼痛，或伴腰骶酸痛，甚至剧痛晕厥，影响正常工作及生活。痛经是临床常见病，亦称"经行腹痛"。

本病的临床特征是伴随月经周期而发作，表现为小腹疼痛，或伴腰骶酸痛。故本节所述痛经应具备此特征。至于异位妊娠破裂、先兆流产或卵巢囊肿蒂扭转等病症导致的下腹痛，均不属于本病范畴，在诊断痛经时应进行鉴别。

西医学的原发性痛经、子宫内膜异位症、子宫腺肌病、盆腔炎性疾病或宫颈狭窄等引起的继发性痛经，可参照本病辨证治疗。

一、辨证论治

1.寒凝血瘀证

证候：经前或经期，小腹冷痛拒按，得热痛减，或经期后延，经血量少，色黯有块；畏寒肢冷，面色青白；舌黯，苔白，脉沉紧。

证候分析：寒客胞宫，血为寒凝，瘀滞冲任，血行不畅，故经前或经期小腹冷痛；寒得热化，瘀滞暂通，故得热痛减；寒凝血瘀，冲任失畅，可见经期后延，经色黯而有块；寒邪内盛，阻遏阳气，故畏寒肢冷，面色青白。舌黯，苔白，脉沉紧，均为寒凝血瘀之候。

治法：温经散寒，化瘀止痛。

主方：少腹逐瘀汤（《医林改错》）。

2.气滞血瘀证

证候：经前或经期，小腹胀痛拒按，月经量少，经行不畅，色紫黯有块，块下痛减，胸胁、乳房胀痛；舌紫黯，或有瘀点，脉弦涩。

证候分析：肝失条达，冲任气血郁滞，经血不利，"不通则痛"，故经前或经期小腹胀痛拒按；冲任气滞血瘀，故经量少，经行不畅，色黯有块；块下气血暂通，则疼痛减轻；肝郁气滞，经血不利，故胸胁、乳房胀痛。舌紫黯或有瘀点，脉弦涩，均是气滞血瘀之候。

治法：行气活血，化瘀止痛。

主方：膈下逐瘀汤（见"闭经"）。

3. 湿热蕴结证

证候：经前或经期，小腹疼痛或胀痛不适，有灼热感，或痛连腰骶，或平时小腹痛，经前加剧，月经量多或经期长，色黯红，质稠或有血块；平素带下量多，色黄稠臭秽，或伴低热，小便黄赤；舌红，苔黄腻，脉滑数或濡数。

证候分析：湿热蕴结冲任，阻滞气血运行，经前或经期气血下注冲任，加重气血壅滞，故见小腹疼痛或胀痛，有灼热感，痛连腰骶，或平时小腹痛，经前加剧；湿热损伤冲任，迫血妄行，故见经量多，或经期长；血为热灼，故色黯红，质稠或有血块；湿热下注，伤于带脉，带脉失约，故带下量多，黄稠臭秽；湿热熏蒸，故低热，小便黄赤。舌红，苔黄腻，脉滑数或濡数，均为湿热蕴结之候。

治法：清热除湿，化瘀止痛。

主方：清热调血汤（《古今医鉴》）加车前子、败酱草、薏苡仁。

4. 气血虚弱证

证候：经期或经后，小腹隐痛喜按，月经量少，色淡质稀；神疲乏力，头晕心悸，面色苍白，失眠多梦；舌质淡，苔薄，脉细弱。

证候分析：气血不足，冲任亦虚，经行之后，血海更虚，胞宫、冲任失于濡养，故经期或经后小腹隐隐作痛，喜按；气血两虚，血海未满而溢，故经量少，色淡质稀；气虚中阳不振，故神疲乏力；血虚则无以养心神、荣头面，故见头晕心悸，失眠多梦，面色苍白。舌淡，苔薄，脉细弱，均是气血两虚之候。

治法：益气养血，调经止痛。

主方：圣愈汤（《医宗金鉴·妇科心法要诀》）。

5. 肝肾亏损证

证候：经期或经后，小腹绵绵作痛，喜按，伴腰骶酸痛，月经量少，色淡，质稀；头晕耳鸣，面色晦黯，失眠健忘，或伴潮热；舌质淡红，苔薄白，脉沉细。

证候分析：肾气虚损，精血本已不足，经期或经后血海更虚，胞宫、冲任失养，故小腹隐隐作痛，喜按，腰骶酸痛；肾虚冲任不足，血海满溢不多，故月经量少，色淡质稀；肾精亏虚，不能上荣头窍，故头晕耳鸣，面色晦黯，失眠健忘；肾水亏于下，肝木失养，则肝阳亢于上，故可伴潮热。舌淡红，苔薄白，脉沉细，均为肝肾亏损之象。

治法：补养肝肾，调经止痛。

主方：益肾调经汤（《中医妇科治疗学》）。

二、中医护理

1. 起居调护

（1）居室安静、冷暖适宜，虚证患者劳逸结合，避免过劳，以免耗伤正气。

（2）经期注意卫生，腹痛剧烈者注意休息，严禁房事。

（3）寒凝血瘀者，经期注意避寒保暖，可用热水袋敷于腹部，以免因寒而血滞。

（4）湿热瘀阻者，忌冒雨涉水、坐卧湿地等。

2. 饮食调护

（1）气滞血瘀痛经：宜食理气活血食物，如胡萝卜、枳实、橘皮、佛手等。宜用理气化瘀止痛之药膳治疗。

楂葵红糖煎

原料：山楂30g，葵花籽15g，红糖30g。

制作与服法：先将山楂、葵花籽一齐放在锅内炒，以葵花籽炒香至熟为度。再加水熬成浓汁后，将红糖放入熬化即成。每次于经前 1～2 天连服 2～3 剂，痛时亦可服用。

功能：活血化瘀通滞，适用于血瘀为主的痛经。

（2）寒凝胞中痛经：宜用温经散寒除湿、化瘀止痛之药膳治疗。

胶艾炖

原料：阿胶、杜仲各 1g，陈艾 10g，净子鸡 1 只（约 500g），生姜 6g。

制作与服法：杜仲、陈艾与鸡入砂锅中同炖，将熟时加入生姜炖 20 分钟，加盐调味。每次用热汤烊化阿胶 5g，每日 3 次，饮汤食肉。

功能：温经散寒，适用于寒湿凝滞之痛经。

（3）湿热下注痛经：宜食清热利湿之品，如薏苡仁、苦瓜、冬瓜等；肝肾亏损者宜食补益肝肾之品，如黑芝麻、核桃、菟丝子粥、猪肝等。宜用清热除湿、化瘀止痛之药膳治疗。

蔷薇根七叶莲鸡蛋汤

原料：鲜蔷薇根 60g（干者 30g），七叶莲 9g，鸡蛋 2 枚。

制作与服法：将蔷薇根、七叶莲加清水 3 碗，煎至 1 碗，去渣。再把鸡蛋 2 枚煮熟去壳，放入药液中同煮，加少量米酒服食。在月经来潮前 1～2 天开始服，每日 2 次，连服 2～4 天。

功能：蔷薇根清下焦湿热、化瘀止痛，可用于湿热下注之痛经。

（4）气血虚弱之痛经：可选择补益气血的食物，如桂圆、大枣、枸杞子、山药等。宜用益气补气止痛之药膳治疗。

（5）肝肾虚损之痛经：宜用益肾养肝止痛之药膳治疗。

川芎丹参煲鸡蛋

原料：川芎 6～9g，丹参 12g，鸡蛋 2 枚。

制作与服法：将川芎、丹参、鸡蛋加水同煮，鸡蛋熟后去壳取蛋，再煮片刻，吃蛋饮汤。

功能：养肝益肾，适用于肝肾虚损之痛经。

除使用药膳方法治疗痛经外，痛经患者还应注意以下几点。多食清淡疏利之品，少食肥厚油腻，因为肥厚油腻易致滞郁；干果不忌，可随意食用，花生行血，核桃温经，大枣、桂圆益气养血；酒类温阳通脉，行气散寒，适当饮用可散瘀缓痛。油菜、荠菜、苋菜、慈姑、海带、黄瓜、丝瓜、冬瓜、茄子、竹笋、莲藕等蔬菜均偏寒性，在月经前后以少食为好，尤其不可生食；但葱白除风散寒、疏通肝经，食之有益；木耳有和血之功，亦可食用。因水果多生食，月经前后亦应注意避忌，其中橘、柚、西瓜、荸荠寒凉涩滞，酸梅及未成熟时味酸之果品味道过酸，尤需忌用；山楂虽酸，却能化瘀血，不在此列；即使桃、杏、石榴等性偏温，但生食亦不甚相宜，最好煮熟食用。宜食用有营养、易消化的食物，避免因生冷食品而诱发或加重痛经，忌食辛辣及酸性、刺激性食物，如青梅、杨梅、酸枣等。

3. 情志调护

（1）情志与痛经关系密切。对紧张、恐惧者，应予疏导、劝慰，或采用情绪转移法进行情志调适，消除紧张、恐惧心理。抑郁寡欢者，可采用以情胜情法进行调摄。

（2）鼓励患者平时多参加娱乐活动，以改善心境，避免因情志不畅而加重症状。

4. 用药调护

（1）注意观察用药后症状缓解情况。

（2）切忌盲目止痛，坚持周期性治疗。

（3）寒凝血瘀者，中药汤剂应温服，也可服生姜红糖水，或艾叶煎汤服，或饮黄酒适量，以温经散寒、行血止痛。

（4）湿热蕴结者，中药汤剂宜在经前 5～7 天开始服，宜待温凉服。

（5）气滞血瘀者，经前可服用益母草膏，以活血化瘀，助经血排出。

5. 病时调护

（1）注意观察患者腹痛的性质、程度、持续时间、伴随的症状，以及月经量、色、质的变化，辨别虚实寒热。

（2）如患者出现疼痛剧烈难忍，坐卧不宁，面色苍白，冷汗淋漓，四肢厥冷，血压下降者，应立即采取平卧位，并注意保暖，及时采取措施。

6. 中医护理适宜技术

（1）痛经发作时，实证者可用毫针泻法或艾灸法，取三阴交、中极等穴。

（2）虚证者可用毫针补法或灸法，取三阴交、足三里、气海等穴。

（3）寒凝血瘀者，注意腹部保暖，可在小腹部行热熨法，或艾灸气海、关元等穴。

（4）气血虚弱者，可在中脘、足三里、关元等穴行毫针刺法；肾气亏损者，可针刺太溪、肾俞、肝俞、命门、关元等穴，或选子宫、肝、脾、肾等耳穴，用王不留行子行耳穴贴压。

（5）气滞血瘀者，经期可选用活血止痛膏贴敷小腹部，或按摩关元、气海等穴。剧痛晕厥时，应迅速平卧，取头低足高位，保持呼吸道通畅，同时针刺或按压合谷、内关、水沟等穴，以快速缓解症状。

7. 预防调护

（1）养成良好的生活规律。经期注意保暖，避免过劳或剧烈运动，避免冒雨涉水；讲究个人卫生，保持外阴清洁，勤换内裤；经期忌盆浴、房事和游泳。

（2）日常生活中学会自我调节情绪，避免不良情绪的刺激，以免诱发或加重腹痛症状。

（3）经期注意饮食调摄，避免贪凉饮冷；小腹可用热水袋热敷；指导患者遵医嘱合理使用止痛药，防止成瘾。

（4）坚持周期性治疗，标本结合。积极治疗原发病。

第四节　经行头痛

每遇经期或行经前后，出现以头痛为主要症状，经后辄止者，称为

"经行头痛"。

经行头痛的病因，历代医家对此论述较少，仅张璐言其由于"痰湿为患"，并以二陈加当归、炮姜、肉桂治之。现代名家根据本病的特点，认为本病与肝有密切的关系。

西医学经前期综合征出现头痛者，可参照本病辨证治疗。

一、辨证论治

1. 肝火证

证候：经行头痛，甚或巅顶掣痛；头晕目眩，月经量稍多，色鲜红；烦躁易怒，口苦咽干；舌质红，苔薄黄，脉弦细数。

证候分析：素体肝阳偏亢，足厥阴肝经与督脉上会于巅顶，而冲脉附于肝，经行冲气偏旺，故肝火易随冲气上逆，风阳上扰清窍，而致经行巅顶掣痛；肝火内扰冲任，故月经量稍多，色鲜红；肝火内炽，则头晕目眩，烦躁易怒，口苦咽干。舌质红，苔薄黄，脉弦细数，为肝热炽盛之象。

治法：清热平肝，息风止痛。

主方：羚角钩藤汤（《重订通俗伤寒论》）。

2. 血瘀证

证候：每逢经前或经期头痛剧烈，痛如锥刺；经色紫黯有块，小腹疼痛拒按，胸闷不舒；舌紫黯，边尖有瘀点，脉细涩或弦涩。

证候分析：经行以气血通畅为顺，气顺血和，自无疼痛之疾。头为诸阳之会，因瘀血内停，络脉不通，阻塞清窍，则每逢经行，瘀随血动，欲行不得，头痛剧烈，痛有定处。血行不畅，瘀阻于胞宫，则经色紫黯有块，小腹疼痛拒按；瘀血阻滞，气机不利，故胸闷不舒。舌黯，边尖有瘀点，脉细涩或弦涩，均为气血运行不畅之象。

治法：活血化瘀，通窍止痛。

主方：通窍活血汤（《医林改错》）。

3. 血虚证

证候：经期或经后，头痛头晕，绵绵作痛；月经量少，色淡质稀，心悸少寐，神疲乏力，面色苍白；舌淡，苔薄，脉细弱。

证候分析：素体血虚，经期或经后血更虚，血不上荣，清窍失养，故令头痛头晕，绵绵作痛；血虚冲任不足，则经量少，色淡质稀；血虚心神失养，故心悸少寐，神疲乏力。面色苍白。舌淡，苔薄，脉细弱，乃血虚之候。

治法：养血益气，活络止痛。

主方：八珍汤（《正体类要》）加蔓荆子、枸杞子、何首乌。

二、中医护理

1. 起居调护

在月经期内，女性不要从事重体力劳动、接触冷水。

2. 饮食调护

（1）宜吃祛风散寒、滋阴养血、有清热功效的食物。

（2）忌酒及酒类饮料，忌高脂肪类、辛辣刺激类食物。

（3）属血虚者宜食营养丰富的食物，如鸡、猪、牛、羊肉，蛋类、牛奶等。平时可用红枣、桂圆、党参、黄芪等煲汤、煮粥等。

（4）肝火头痛应多食营养丰富的食物及青菜、水果等清淡食品。

3. 情志调护

（1）从精神上给予鼓励和安慰，体贴照顾。

（2）调节情绪，保持乐观愉悦，增强肝的疏泄和调畅功能，防止肝火旺盛引起头痛。

4. 用药调护

（1）阴虚肝旺：滋阴降火，平肝止痛。用知柏地黄汤加减。

（2）气血虚弱：养血补气，调经止痛。用八珍汤加味。

（3）瘀瘀阻络：活血化瘀，通经止痛。用通窍活血汤加减。

（4）肝阳上亢：平肝泻火，潜阳止痛。用龙胆泻肝汤加减。

5. 病时调护

头痛如锥刺状，或头部阵发性胀痛如撕裂状，此时应用搜风剔络、化瘀止痛的虫类药，如蜈蚣、全蝎等方能止痛，但虚证头痛者不宜使用。

6. 中医护理适宜技术

（1）耳穴埋藏：取颞部（对耳屏外侧面的中部）用磁石埋藏。

（2）针刺：体外取合谷、太阳、风池等穴，用提插捻转法，中强度刺激以止痛。

7. 预防调护

（1）不要从事重体力劳动、接触冷水。

（2）预防此病，女性的生活要规律，饮食要合理。

（3）患者应保持心情愉悦，切勿忧郁，否则疾病将会更为严重。若患者暴躁易怒，则头痛症状会随之加剧。

（4）一旦发现经行头痛加重，应及时到医院检查，避免患有其他疾病的可能。

第五节 经行泄泻

每值经行前后或经期，大便溏薄，甚或水泻，日解数次，经净自止者，称为"经行泄泻"。

西医学的经前期综合征出现泄泻者，可参照本病辨证治疗。

一、辨证论治

1. 脾虚证

证候：月经前后或正值经期，大便溏泄，脘腹胀满，神疲肢软；或面浮肢肿，经行量多，色淡质薄；舌淡红，苔白，脉濡缓。

证候分析：脾虚失运，不能运化水湿，湿渗大肠，则大便溏泄，脘腹胀满；水湿泛溢肌肤，则面浮肢肿；气虚不能摄血，则经行量多；脾阳虚，气血化源不足，则月经色淡质薄。舌淡红，苔白，脉濡缓，均系脾虚之候。

治法：健脾渗湿，理气调经。

主方：参苓白术散（方见闭经）。

2. 肾虚证

证候：经行或经后，大便泄泻，或五更泄泻；腰膝酸软，头晕耳鸣，畏寒肢冷；经色淡，质清稀；舌淡，苔白，脉沉迟。

证候分析：肾阳虚衰，命火不足，不能上温脾阳，水湿下注，是以泄泻；五更之时，阴寒较盛，故天亮前作泻；肾阳虚衰，不能温养脏腑，则畏寒肢冷；腰为肾之府，肾主骨、生髓，脑为髓海，肾虚则头晕耳鸣、腰膝酸软；肾阳虚衰，不能温养脏腑，影响血的生化，故经色淡、质清稀。舌淡，苔白，脉沉迟，均为肾虚之候。

治法：温肾扶阳，暖土固肠。

主方：健固汤（《傅青主女科》）合四神丸（《证治准绳》）。

二、中医护理

1. 起居调护

平时参加体育活动，增强体质，预防本病的发生。

2. 饮食调护

少食油腻不消化的食物。医生用药时尽量避免润肠、滑肠之药，如桃仁、核桃肉、芝麻、杏仁、柏子仁等。

3. 情志调护

不宜生气、劳累。

4. 用药调护

（1）脾气虚型：补脾益气，除湿止泻。参苓白术散加减。

（2）肾阳虚型：温阳补肾，健脾止泻。健固汤（《傅青主女科》）合四神丸（《证治准绳》）。

5. 中医护理适宜技术

取足三里、肾俞、大肠俞等穴，施以温针或艾灸，每日1次，每次选2穴，交替选穴。用于脾虚或脾肾两虚之泄泻。

6. 预防调护

（1）经行泄泻与体质虚弱有关，尤其是脾肾虚弱者，因此平时要积极参加体育活动，增强体质，预防本病的发生。

（2）经后可服健脾益肾类中药进行调理，增强脾肾功能，调整冲任气血平衡，防止复发。

（3）对经行泄泻久治不愈者，或症状明显加重者，应考虑肠道病变的可能，需进行大便常规、大便培养或肠镜检查等。

第六节　经断前后诸证

经断前后诸证是指女性在绝经期前后出现烘热汗出、烦躁易怒、潮热面红、失眠健忘、精神倦怠、头晕目眩、耳鸣心悸、腰背酸痛、手足心热或伴月经紊乱等与绝经有关的症状。西医学的围绝经期综合征、双侧卵巢切除或放射治疗后卵巢功能衰竭出现围绝经期综合征表现者，可参照本病辨证论治。

本病持续时间长短不一，短则数月，长则数年，严重者甚至可持续5～10年，如未及时施治或误治易导致情志异常、心悸、心痛、贫血、骨质疏松症等疾患。

一、辨证论治

1. 肾阴虚证

证候：经断前后，头晕耳鸣，腰酸腿软，烘热汗出，五心烦热，失眠多梦，口燥咽干，或皮肤瘙痒，月经周期紊乱，量少或多，经色鲜红；舌红，苔少，脉细数。

证候分析：经断前后，天癸渐竭，肾阴不足，精血衰少，髓海失养，故头晕耳鸣；腰为肾府，肾主骨，肾之精亏血少，故腰酸腿软；肾阴不足，阴不维阳，虚阳上越，故烘热汗出；水亏不能上制心火，心神不宁，故失眠多梦；肾阴不足，阴虚内热，津液不足，故五心烦热，口燥咽干；精亏血少，肌肤失养，血燥生风，故皮肤瘙痒；肾虚天癸渐竭，冲任失调，血海蓄溢失常，故月经周期紊乱，经量少或多，色鲜红。舌红，苔少，脉细数，为肾阴虚之征。

治法：滋肾益阴，育阴潜阳。

主方：六味地黄丸（《小儿药证直诀》）加生龟甲、生牡蛎、石决明。

2. 肾阳虚证

证候：经断前后，头晕耳鸣，腰痛如折，腹冷阴坠，形寒肢冷，小便频数或失禁；带下量多，月经不调，量多或少，色淡质稀，精神萎靡，面色晦黯；舌淡，苔白滑，脉沉细而迟。

证候分析：经断前后，肾气渐衰，肾主骨生髓，腰为肾府，肾虚则髓海、外府失养，故头晕耳鸣，腰痛如折；肾阳虚，下焦失于温煦，故腹冷阴坠；膀胱气化失常，关门不固，故小便频数或失禁；气化失常，水湿内停，下注冲任，损伤带脉，约束无力，故带下量多；肾阳虚，冲任失司，故月经不调，量多或少；血失阳气温化，故色淡质稀；肾阳虚，命门火衰，阳气不能外达，经脉失于温煦，故形寒肢冷，精神萎靡，面色晦黯。舌淡，苔白滑，脉沉细而迟，为肾阳虚衰之征。

治法：温肾壮阳，填精养血。

主方：右归丸加减。

3. 肾阴阳俱虚证

证候：经断前后，乍寒乍热，烘热汗出，月经紊乱，量少或多，头晕耳鸣，健忘，腰背冷痛；舌淡，苔薄，脉沉弱。

证候分析：经断前后，肾气渐衰，阴阳失调，营卫不和，则乍寒乍热，烘热汗出；冲任失调，则月经紊乱，量少或多；肾虚精亏，脑髓失养，则头晕耳鸣，健忘；肾阳不足，失于温煦，则腰痛。舌淡，苔薄，脉沉弱，均为肾阴阳俱虚之征。

治法：阴阳双补。

主方：二仙汤（《中医方剂临床手册》）合二至丸（方见"经期延长"）加何首乌、龙骨、牡蛎。

4. 心肾不交证

证候：经断前后，心烦失眠，心悸易惊，甚至情志失常，月经周期紊乱，量少或多，经色鲜红，头晕健忘，腰酸乏力；舌红，苔少，脉细数。

证候分析：经断前后，肾水不足，不能上制心火，心火过旺，故心烦失眠，心悸易惊，情志失常；肾虚天癸渐竭，冲任失调，血海蓄溢失常，故月经周期紊乱，经量少或多，色鲜红；天癸渐竭，肾阴不足，精血衰少，髓海失养，故头晕健忘；腰为肾府，肾主骨，肾之精亏血少，故腰酸乏力。舌红，苔少，脉细数，为心肾不交之征。

治法：滋阴补血，养心安神。

主方：天王补心丹（《摄生秘剖》）。

二、中医护理

1. 起居调护

（1）居室宜安静，光线适度，温湿度适宜。

（2）生活规律，劳逸结合，保证充足睡眠，避免过度劳累和紧张。

（3）加强锻炼，增强体质，适当进行散步、打太极拳等体育活动。

（4）自汗、盗汗者要避免汗出当风，及时更衣，防止受凉感冒。

2. 饮食调护

（1）饮食宜清淡，富于营养，多食含钙食物，少食肥甘厚腻、辛辣、炙烤等燥热之品。

（2）出血量多伴贫血者，宜食补血益气之品，如红糖、大枣、禽蛋、瘦肉、菠菜等。

（3）肾阴虚者，宜食滋补肝肾之品，如枸杞子、甲鱼汤、何首乌等。

（4）肾阳虚者，宜食温补之品，如牛肉、猪肝、核桃、栗子等，冬季宜食羊肉、狗肉、生姜等。

（5）阴阳两虚者，宜食益肾之品，如猪腰汤等。

（6）浮肿者可选用冬瓜、赤小豆、鲤鱼等利水消肿。

（7）食欲欠佳者，可食用红枣、桂圆等健脾益气之品。

3. 情志调护

避免惊恐等不良情绪，加强情志护理，积极疏导情志，使患者保持豁达、乐观的情绪。指导患者进行自我情志调适，以缓解症状。

4. 用药调护

（1）遵照医嘱指导，患者应按时服药，观察用药后症状缓解情况。

（2）肾阳虚者汤剂宜热服，服药期间切勿过用辛燥之物，以免耗竭阴液。

（3）肾阴虚者汤药宜凉服，服药期间切勿过用苦寒之品，以免伤及阳气。

5. 病时调护

（1）注意观察患者的情绪、精神状态、食欲、潮热、汗出等变化。

（2）出现暴躁、抑郁、忧伤等异常情绪变化时，应及时采取治疗措施进行干预，并加强监护。

（3）观察有无全身症状，如出现面浮肢肿，应注意观察尿量和体重变化。

6. 中医护理适宜技术

（1）盗汗者可用五倍子粉敷脐。

（2）心烦不寐者，可针刺三阴交、太溪等穴，或贴压神门、交感、心等耳穴。

7. 预防调护

（1）注意劳逸结合，生活规律，调畅情志，睡眠充足，加强锻炼，增强体质、抵抗力。

（2）定期体检，无病先防，有病早治。注意月经变化，如果经期延长太久，经量太多，或停经后又出现阴道流血，或白带增多时，应及早检查。

（3）医生应为绝经期女性提供绝经期相关知识，为其顺利渡过这一时期提供心理支持，以提高患者的自我调控能力。

"带下"首见于《黄帝内经》:"任脉为病,男子内结七疝,女子带下瘕聚。""带下",有广义和狭义之分。广义的带下,泛指妇科的经、带、胎产诸病而言。因这些病都是发生在束带以下的部位,故在古代统称为"带下病"。如《史纪·扁鹊仓公列传》即称善治妇科病的医生为"带下医"。狭义的带下,是指女子阴道的分泌物,古有"十女九带"之说,有生理性带下与病理性带下之分。生理性带下正如王孟英所言:"女子生而即有,津津常润,本非病也。"病理性带下,指阴道内分泌物异常增多,或色、质、味发生改变,或伴有某些症状,即所谓带下病。白带是指从阴道流出的少许带有黏性的液体,它是由阴道黏膜渗出液、脱落的上皮细胞、宫颈黏液、白细胞和少量的前庭大腺分泌液组成。正常的白带为乳白色,无气味,无刺激性,呈蛋清样或稀糊状。白带内含有一种乳酸,可以抑制部分细菌的生长繁殖,对生殖器具有保护作用。

带下病是指带下量明显增多或减少,色、质、气味发生异常,或伴全身或局部症状。带下明显增多者称为带下过多;带下明显减少者称为带下过少。在某些生理情况下也可出现带下增多或带下减少,如月经期前后、排卵期、妊娠期。带下增多而无其他不适者,为生理性带下,绝经前后白带量减少且无不适者,亦为生理现象,不作病论。

一、辨证论治

(一)带下过多

带下量过多,色、质、气味异常,或伴全身、局部症状者,称为"带下过多"，又称"下白物""流秽物"等。

西医妇科疾病如阴道炎、宫颈炎、盆腔炎性疾病等引起的阴道分泌物异常与带下过多临床表现类似者，可参照本病辨证治疗。

1. 脾虚证

证候：带下量多，色白，质地稀薄，如涕如唾，无臭味；伴面色萎黄或㿠白，神疲乏力，少气懒言，倦怠嗜睡，纳少便溏；舌体胖、质淡，边有齿痕，苔薄白或白腻，脉细缓。

证候分析：脾气虚弱，运化失司，湿邪下注，损伤任带，使任脉不固，带脉失约，致带下量多；脾虚中阳不振，则面色萎黄或㿠白，神疲乏力，少气懒言，倦怠嗜睡；脾虚失运，则纳少便溏。舌淡胖，苔白或白腻，脉细缓，均为脾虚湿阻之征。

治法：健脾益气，升阳除湿。

主方：完带汤（《傅青主女科》）。

2. 肾阳虚证

证候：带下量多，色淡，质清稀如水，绵绵不断；面色晦黯，畏寒肢冷，腰背冷痛，小腹冷感，夜尿频多，小便清长，大便溏薄；舌质淡，苔白润，脉沉迟。

证候分析：肾阳不足，命门火衰，封藏失职，阴液滑脱而下，故带下量多，色淡质清，绵绵不断；阳气不能外达，故畏寒肢冷；肾阳虚，外府失荣，故腰背冷痛；肾阳虚，胞宫失于温煦，故小腹冷感；肾阳虚，上不温脾阳，下不暖膀胱，故大便溏薄，小便清长。舌淡，苔白润，脉沉迟，为肾阳虚之征。

治法：温肾助阳，涩精止带。

主方：内补丸（《女科切要》）。

3. 阴虚夹湿热证

证候：带下量较多，质稍稠，色黄或赤白相兼，有臭味，阴部灼热或瘙痒；伴五心烦热，失眠多梦，咽干口燥，头晕耳鸣，腰酸腿软；舌质红，苔薄黄或黄腻，脉细数。

证候分析：肾阴不足，相火偏旺，损伤血络，复感湿热之邪，伤及任、带二脉，故带下量多，色黄或赤白相兼，质稠，有臭味，阴部灼热感；阴虚内热，热扰心神，则五心烦热，失眠多梦；腰为肾之府，肾阴虚则腰酸腿软。舌红，苔薄黄或黄腻，脉细数，均为阴虚夹湿热之征。

治法：滋阴益肾，清热祛湿。

主方：知柏地黄丸（方见"经间期出血"）加芡实、金樱子。

4.湿热下注证

证候：带下量多，色黄或呈脓性，气味臭秽，外阴瘙痒或阴中灼热；伴全身困重乏力，胸闷纳呆，小腹作痛，口苦口腻；小便黄少，大便黏滞难解；舌质红，舌苔黄腻，脉滑数。

证候分析：湿热蕴结于下，损伤任、带二脉，故带下量多，色黄或呈脓性，气味臭秽；湿热熏蒸，则胸闷，口苦口腻；湿热内阻中焦，脾失运化，清阳不升，则纳呆，身体困重乏力；湿热蕴结，瘀阻胞脉，则小腹作痛；湿热下注膀胱，可见小便黄少；湿邪黏滞，阻滞肠腑，可见大便黏滞难解。舌红，苔黄腻，脉滑数，为湿热之征。

治法：清热利湿止带。

主方：止带方（《世补斋医书》）。

5.湿毒蕴结证

证候：带下量多，色黄绿如脓，或五色杂下，质黏稠，臭秽难闻；伴小腹或腰骶胀痛，烦热头昏，口苦咽干，小便短赤或色黄，大便干结；舌质红，苔黄腻，脉滑数。

证候分析：湿毒内侵，损伤任、带二脉，故带下量多，色黄绿如脓，甚或五色杂下，臭秽难闻；湿毒蕴结，瘀阻胞脉，故小腹或腰骶胀痛；湿浊热毒上蒸，故口苦咽干；湿热伤津，则小便短赤，大便干结。舌红，苔黄腻，脉滑数，为湿毒蕴结之征。

治法：清热解毒，利湿止带。

主方：五味消毒饮（《医宗金鉴》）加土茯苓、薏苡仁、黄柏、茵陈。

（二）带下过少

带下量少，甚或全无，阴道干涩，伴有全身、局部症状者，称为带下过少。

本病的特点为阴道分泌物极少，甚或全无，阴道干涩，影响性生活，严重者外阴、阴道萎缩。

西医学的卵巢早衰、双侧卵巢切除术后、盆腔放射治疗后、绝经综合征、席汉综合征、长期服用某些药物抑制卵巢功能等引起的阴道分泌物过少，可参照本病辨证治疗。

1. 肝肾亏损证

证候：带下量少，甚至全无，无臭味，阴部干涩或瘙痒，甚则阴部萎缩，性交涩痛；头晕耳鸣，腰膝酸软，烘热汗出，夜寐不安，小便黄，大便干结；舌红少津，少苔，脉沉细。

证候分析：肝肾亏损，阴液不充，任带失养，不能润泽阴道，发为带下过少；阴虚内热，灼津耗液，则带下更少，阴部萎缩、干涩灼痛或瘙痒；清窍失养，则头晕耳鸣；肾虚外府失养，则腰膝酸软；肝肾阴虚，虚热内生，则烘热汗出，夜寐不安，小便黄，大便干结。舌红，少苔，脉沉细，均为肝肾亏损之证。

治法：滋补肝肾，益精养血。

主方：左归丸（《景岳全书》）。

2. 血瘀津亏证

证候：带下量少，阴道干涩，性交疼痛；精神抑郁，烦躁易怒，小腹或少腹疼痛拒按，胸胁、乳房胀痛，经量少或闭经；舌质紫黯，或舌边瘀斑，脉弦涩。

证候分析：瘀血阻滞冲任，阴精不能运达阴窍，以致带下过少；无津液润泽，故阴道干涩，性交疼痛；气机不畅，情志不遂，故精神抑郁，烦躁易怒；肝经郁滞，则胸胁、乳房胀痛；瘀阻冲任、胞脉，故小腹或少腹疼痛拒按，甚则经量过少或闭经。舌质紫黯，或舌边瘀斑，脉弦涩，均为血瘀津亏之征。

治法：补血益精，活血化瘀。

主方：小营煎（《景岳全书》）加丹参、桃仁、川牛膝。

二、中医护理

1. 起居调护

（1）保持居室温湿度适宜。

（2）保持外阴清洁，尤其是经期、产后，应保持干燥，每日用温水清洗，勤换内裤。

（3）劳逸结合，加强锻炼，增强体质。湿热下注、热毒蕴结者，室内宜通风凉爽。

（4）湿热下注、阴虚夹湿者勿久居湿地，以免加重病情。

2. 饮食调护

（1）饮食宜清淡，选择易消化、富有营养的食物，忌肥甘厚味及甜腻食品，以免留湿生痰。

①荞麦鸡蛋丸

原料：荞麦粉500g，鸡蛋清10个，甘草末60g。

制作与服法：先将荞麦粉炒黄，与甘草末和匀，再加入蛋清及适量温开水，做成丸；每日早、晚用开水送下药丸30g。

功能：健脾除湿止带，适用于脾虚带下及湿热带下之轻者。

②白果鸡蛋

原料：白果4粒，鸡蛋1枚。

制作与服法：鸡蛋一头打一小洞，将白果去皮，填入蛋内，用纸打湿，糊好洞口，将蛋煮熟或蒸熟即可，每天晨起吃1个，连吃5～10天，病程长者吃20天亦可。

功能：健脾益气养血，收敛固摄，适用于脾虚之带下病。

③鸡冠花藕汁速溶饮

原料：鲜鸡冠花500g，鲜藕汁500mL，干燥白糖粉500g。

制作与服法：将鸡冠花洗净，加水适量煎煮，每20分钟取煎液1次，加水再煎，共煎3次，合并煎液，继续以小火浓缩，至将要干锅时加入鲜藕汁500mL，再加热到稠黏时停火，待温，拌入干燥白糖粉500g，把煎液吸净，混匀、晒干、压碎，装瓶备用，每次取10g，以沸水冲化，顿服，每日3次。

功能：健脾益气除湿，适用于脾虚带下。

（2）肾阳虚之带下，宜用温肾培阳、固涩止带的药膳治疗。

①金樱子蜜膏

原料：金樱子200g，蜂蜜200g。

制作与服法：金樱子剖开去核，洗净，水煮2次，合并煎液。浓缩至稀膏状，加入滤净之蜂蜜，煮沸，每服10～15g，每日2次，温开水冲服。

功能：补肾止带，适用于肾阳虚之带下病。

②狗肾胶

原料：狗肾（阴茎与睾丸）955g，冰糖少许。

制作与服法：将狗肾洗净切碎，加水浓煎成胶，冰糖熬汁，兑入收膏。每服12g，黄酒兑服。

功能：补肾壮阳，适用于肾阳虚之带下病。

③龟鹿二仙胶酒

原料：龟鹿二仙胶360g，当归、黄芪各18g，枸杞子30g，米酒或高粱酒500mL。

制作与服法：各药切细，放入大口瓶内，再放入酒，密封4个月，睡前服1小杯。

功能：填补精血，益气壮阳，适用于肾阳虚之带下病。

（3）热毒带下病。带下量多，或赤白相兼，或五色杂下，质黏腻或如胶样，有臭气，或腐臭难闻，小腹作痛，烦热口干，头昏晕，午后尤甚，大便干结或臭秽，小便黄少，舌红，苔黄燥，脉数。宜用清热解毒之药膳治疗。

（4）肾阴虚之带下，宜用益肾滋阴、清热止带之药膳治疗。

①何首乌煲鸡蛋

原料：何首乌 60g，鸡蛋 2 枚。

制作与服法：将何首乌、鸡蛋加水同煮，鸡蛋熟后去壳取蛋，再煮片刻，吃蛋饮汤。

功能：滋阴降火，适用于肾阴虚之带下病。

②米酒煮蚌肉

原料：蚌肉 150g，米酒、姜汁少许。

制作与服法：将蚌肉洗净，先用花生油适量下锅，待油煎香后再放入蚌肉，然后加入米酒 2～3 汤匙，并加入姜汁 1 汤匙、清水适量同煮，用食盐少许调味，食蚌肉、饮汤。

功能：清热滋阴，适用于肾阳虚之带下病。

（5）热毒蕴结之带下，宜用清热解毒之药膳治疗。

①萆薢银花绿豆汤

原料：萆薢 30g，金银花 30g，绿豆 30～60g。

制作与服法：先将前二味洗净煎水，药汁和绿豆共煮为粥，加白糖适量调味，每日 1 服，连服 3～5 天。

功能：清热解毒，适用于热毒所致带下病。

②马鞭草蒸猪肝

原料：马鞭草 60g（干品 30g），猪肝 60～100g。

制作与服法：将马鞭草洗净，切成小段，猪肝切片，混匀后用瓦碟载之，隔水蒸熟服食，每日 1 次，3～4 次显效。

功能：清热解毒，适用于热毒所致带下病。

（6）湿热带下，宜用清利湿热之药膳治疗。

①车前草炖猪小肚

原料：鲜车前草 60～90g（干品 20～30g），猪小肚 200g。

制作与服法：将鲜车前草 60～90g（干品 20～30g）洗净，加清水适量，猪小肚 200g 切成小块，放入少量食盐，一起炖半小时即可，饮汤食肚。

功能：药膳中车前草清热利湿，治带下；猪肚为引经药，使药力直达小腹部，并可减轻车前草苦寒之性味，二者合用，对因湿热引起的带下病效果较好。

②葵荷糖浆

原料：向日葵茎（或根）12g，荷叶 12g，红糖适量。

制作与服法：以水 3 碗，煎向日葵茎（或根）、荷叶至半碗，加红糖溶化或熬化成糖浆即成。每日 2 次，饭前空腹饮下。

功能：清热化浊，适用于湿热之带下病。

③冰糖冬瓜子汤

原料：冬瓜子 30g，冰糖 30g。

制作与服法：将冬瓜子洗净，碾成粗末，加入冰糖，冲开水 1 碗，置于陶罐内，用文火隔水炖服。每日 2 次，连服数日。

功能：清热利湿，适用于湿热之带下。

3. 情志调护

（1）带下病多由湿热蕴结而致，病程迁延，易反复发作，患者易产生抑郁、恼怒等负面情绪。

（2）医生应关心理解患者，帮助其正确认识疾病，普及疾病的相关知识及防护措施，采取有效方法解除患者的忧虑情绪；患者应积极配合治疗和护理。

4. 用药调护

（1）中药汤剂宜文火久煎。

（2）汤药一般宜饭后温服，补益药物宜饭前温服，体内有虚热、湿热或湿毒者，中药汤剂宜偏凉服，服药后观察有无不良反应。

（3）可配合使用外治法，如保留灌肠、阴道塞药或涂布中药。

（4）阴道局部瘙痒者，可用黄柏、白鲜皮、蛇床子等中药煎汤坐浴、熏洗。

（5）忌用刺激性药物或热水清洗外阴，行经期间暂停中药灌洗阴道、坐浴和塞药治疗。

（6）阴部干涩者，可用紫草油外擦。

5. 病时调护

（1）注意观察带下的量、色、质、气味及全身情况。

（2）如带下呈灰黄色泡沫状，质稀薄、有臭味，伴有外阴瘙痒，经检查见滴虫者，为滴虫性阴道炎；带下呈乳白色，豆腐渣样，外阴奇痒，镜检见霉菌者，为霉菌性阴道炎。

（3）带下色黄质稀，有时带血，伴阴道烧灼感，检查见阴道有小出血点，为老年性阴道炎。

（4）如出现高热、寒战、头痛、食欲不振，甚至恶心呕吐、腹胀腹泻、腹痛拒按，下腹部扪及包块等，为重症患者，应立即报告医生。

（5）如发现有外阴糜烂、溃疡或全身皮疹等，应警惕性病的可能。

6. 中医护理适宜技术

（1）脾虚湿困者注意保暖，针刺可取足三里、三阴交、关元、气海、脾俞、胃俞等穴，毫针刺，用补法。

（2）肾虚者取气海、三阴交、关元、肾俞等穴，毫针刺，用补法。

（3）夜寐不宁者，可取神门、交感、心等耳穴进行贴压。

7. 预防调护

（1）慎起居，避寒湿，防劳累，节房事。注意经期卫生，每日用温水清洗外阴，保持外阴清洁，提倡淋浴，防止交叉感染；做好计划生育工作，避免早婚、多产或多次人工流产；加强锻炼，选择适宜的运动方式，以助正气。

（2）饮食宜清淡、易消化，忌肥甘厚味及甜腻之品。注意饮食调护，脾虚者可食山药薏苡仁粥；湿热下注者宜食绿豆薏苡仁粥等。饮食不节可造成脾虚而致带下，如过食辛辣（姜、椒之类）、刺激性较强的食物，或饮烈酒，致脾经湿热蕴结，损伤任、带二脉，以致黄色秽浊之液下注；相反，若过食生冷，损伤脾胃，不能化湿，水湿之气亦可下陷而为带。

（3）定期进行体检，及时诊治妇科疾病。若带下五色杂陈或奇臭无比，应及时排查恶变的可能，以免延误病情。不论城市、农村、工矿企业、机关团体的女性，都应组织定期查体，做到防患于未然。尤其因滴虫、霉菌引起的滴虫性阴道炎及霉菌性阴道炎所致的带下病，及时发现、及时治疗，完全可以避免其传染性。在查体中常规做阴道分泌物检查，也可发现毫无症状的带菌者，少量用药即可避免症状的发生及传播。

（4）要夫妇同治。因部分带下病是因滴虫性阴道炎、霉菌性阴道炎所致，丈夫的生殖器及尿道中存留的滴虫及霉菌可以通过性交而进入女子阴道，从而引起滴虫性、霉菌性带下病，故除夫妇的内衣均应常换洗外，每次性交前双方都应先将生殖器官清洗干净。

（5）要节欲益肾。因房室不节，纵欲无度，是产生肾虚带下的重要原因，故本病的预防首先应节制性生活，一般以每周 1～2 次为度。

第一节　妊娠恶阻

妊娠恶阻是妊娠早期常见的病证之一，以恶心呕吐、头重眩晕、厌食为特点。妊娠恶阻是指妊娠早期因冲脉之气上逆，胃失和降，出现以恶心呕吐、头晕厌食甚则食入即吐为主要症状的病证，又称"妊娠呕吐""子病""胎逆""病儿""恶食"等。妊娠早期若出现轻度恶心厌食、晨起偶尔呕吐等为早孕反应，不作病论，一般 3 个月后逐渐消失。西医学的妊娠剧吐，可参照本病辨证治疗。

一、辨证论治

1. 胃虚证

证候：妊娠早期，恶心呕吐，甚则食入即吐；脘腹胀闷，不思饮食，头晕体倦，怠惰思睡；舌淡，苔白，脉缓滑无力。

证候分析：孕后血聚于下以养胎元，冲气偏盛，胃气素虚，失于和降，冲气夹胃气上逆，则呕吐，或食入即吐；脾胃虚弱，运化失职，则脘腹胀闷，不思饮食；中阳不振，清阳不升，则头晕体倦，怠惰思睡。舌淡，苔白，脉缓无力，为脾胃虚弱之征。滑脉，有妊之象也。

治法：健胃和中，降逆止呕。

主方：香砂六君子汤（《名医方论》）。

2. 肝热证

证候：妊娠早期，呕吐酸水或苦水；胸胁满闷，嗳气叹息，头晕目眩，口苦咽干，渴喜冷饮，便秘溲赤；舌红，苔黄燥，脉弦滑数。

证候分析：肝胆相表里，孕后冲气夹肝火上逆犯胃，胆热随之溢泄，故呕吐酸水或苦水，肝郁气滞，气机不利，故胸胁满闷，嗳气叹息；肝火上逆，故头晕目眩，口苦咽干；热盛伤津，故渴喜冷饮，便秘溲赤。舌红，苔黄燥，脉弦数，为肝热内盛之征；脉滑，为有妊之象。

治法：清肝和胃，降逆止呕。

主方：加味温胆汤（《医宗金鉴》）。

3. 痰滞证

证候：妊娠早期，呕吐痰涎，胸膈满闷，不思饮食，口中淡腻，头晕目眩，心悸气短；舌淡胖，苔白腻，脉滑。

证候分析：痰湿之体，或脾虚停饮，孕后血壅气盛，冲气上逆，夹痰饮上泛，故呕吐痰涎；膈间有痰饮，中阳不运，故胸膈满闷，不思饮食，口中淡腻；痰饮中阻，清阳不升，故有头晕目眩；饮邪上凌心肺，则心悸气短。舌淡胖，苔白腻，脉滑，为痰饮内停之征。

治法：化痰除湿，降逆止呕。

主方：青竹茹汤（《济阴纲目》）。

二、中医护理

1. 起居调护

（1）居室环境宜清洁、安静、舒适。

（2）妊娠初期嗅觉敏感，应避免异常气味的刺激，病房或家庭内要清除一切诱发呕吐的因素，并随时清除呕吐物，避免恶性刺激。

（3）生活有规律，可选择一些舒缓的运动如散步等，保证每日睡眠充足。

（4）剧吐者，宜卧床休息。注意口腔护理，每次呕吐后应用温开水或盐开水漱口，以保持口腔清洁。

2. 饮食调护

（1）注意饮食调理。饮食以富营养、易消化、品种多样、少食多餐为原则，也可根据患者的喜好选择食物。

（2）不宜食生冷、肥甘、油腻、辛辣、煎炸、香燥、坚硬的食物，忌烟、酒、茶、咖啡、薄荷等刺激性食物。

（3）可多食一些酸味或较干的食物，如馒头、面包等，减少孕吐；用餐前进食些许味咸的食物，可增加食欲；适当增加饮水量，防止脱水。

（4）鼓励患者进食，以扶助正气。

（5）脾胃亏虚者宜多食健脾益气的食物，如鱼类、瘦肉、桂圆、莲子、大枣、山药、牛奶、鸡蛋等，可食山药生姜肉片、白术鲫鱼粥等。

（6）肝胃失和者应清肝和胃，宜食水果蔬菜，如金橘、橙子、苹果、柚子、萝卜等，可食陈皮苏梗生姜汤、生姜乌梅汤等。

3. 情志调护

（1）稳定患者的情绪，多给予精神安慰，消除各种不良刺激因素，避免紧张、激动、焦虑、忧愁等不良心理状态，以减轻妊娠呕吐的程度。

（2）嘱家属与孕妇多交谈多沟通，转移和分散患者的注意力。

（3）肝气犯胃者，应保持心情舒畅，避免恼怒忧思；情志不舒时不宜进食。

4. 用药调护

（1）汤药宜浓煎，少量频服。切忌大量药液一次性吞服，以免药入即吐。

（2）药液温凉随患者喜好，喜热者温服，喜饮冷者凉服。

（3）可用生姜与药兑服；或以生姜汁涂舌面或漱口，之后再服药；或服药后再含生姜片，可有效减少呕恶。

5.病时调护

（1）观察病情变化，记录呕吐的次数，呕吐物的性状、量及伴随的症状等，观察呕吐与饮食、情志、劳倦的关系。必要时记录24小时出入量。

（2）注意全身症状及大小便和腹部情况，如发现精神萎靡、呼吸急促、反应迟钝、呕吐物混有血液、尿酮体阳性等酮症酸中毒的临床表现，应立即报告医生，及时处理。

6.中医护理适宜技术

（1）呕吐剧烈者可按摩内关、足三里、阳陵泉、合谷等穴。

（2）耳针可选择膈、胃、神门、交感等反应点。

（3）脾胃亏虚者可艾灸足三里等穴，肝胃失和者可加太冲等穴。

7.预防调护

（1）慎起居，适寒温，防劳倦。注意饮食调摄，养成良好的饮食卫生习惯，少食生冷、油腻、辛辣、煎炸之物，戒烟酒，并注意饮食卫生。

（2）调摄精神，保持开朗乐观的心态和舒畅的心情，避免不良情志刺激而诱发呕吐；加强体育锻炼，适当活动，可选择保健操、散步等方式，以增强体质。

（3）指导患者掌握自我调护的方法，如将鲜姜片含于口中，或者在饮水或饮牛奶时冲入鲜姜汁，均可缓解恶心的症状；可用手掌自上向下按摩胃脘部，反复进行，每日数次，以增强脾胃功能。

第二节　胎漏、胎动不安

妊娠期阴道少量流血，时出时止，或淋漓不断，而无腰酸、腹痛、小腹坠胀者，称为胎漏，亦称"胞漏"或"漏胎"。

胎漏、胎动不安病名虽不同，但临床难以截然分开。更由于两者病因、治则、转归、预后等基本相同，故一并论述。

西医学的妊娠早期先兆流产和妊娠中晚期前置胎盘出血，可参照本病辨证治疗。

一、辨证论治

1. 肾虚证

证候：妊娠期腰膝酸软，腹痛下坠，或伴有阴道少量流血，色淡黯，或曾屡孕屡堕；或伴头晕耳鸣，小便频数，夜尿多；舌淡，苔白，脉沉滑尺弱。

证候分析：胞络系于肾，肾虚则骨髓不充，故腰膝酸软；筋脉失于温蕴，则腹痛下坠；气不摄血，则有阴道少量流血；血失阳化，故血色淡黯；肾虚，髓海不足，脑失所养，故头晕耳鸣；肾与膀胱相表里，肾虚则膀胱失约，故小便频数。舌淡，苔白，脉沉弱，均为肾虚之候。

治法：固肾安胎，佐以益气。

主方：寿胎丸（《医学衷中参西录》）加党参、白术。

2. 气血虚弱证

证候：妊娠期，阴道少量下血，腰酸，小腹空坠而痛，或伴有阴道少量流血，色淡红，质稀薄；或神疲肢倦，面色㿠白，心悸气短；舌质淡，苔薄白，脉滑无力。

证候分析：气虚冲任不固，提摄无力，故腰酸，小腹空坠而痛，阴道少量流血；气虚不化，则血色淡，质稀薄；气虚中阳不振，故神疲肢倦，气短懒言。舌淡，苔薄白，脉滑，均为气虚之象。

治法：益气养血，固冲安胎。

主方：胎元饮（《景岳全书》）。

3. 血热证

（1）实热证

证候：妊娠期腰酸、小腹灼痛，或伴有阴道少量流血，色鲜红或深红，质稠；渴喜冷饮，小便短黄，大便秘结；舌红，苔黄而干，脉滑数或弦数。

证候分析：热伏冲任，迫血妄行，故阴道流血；损伤胎气，故腰酸腹痛；血为热灼，伤及津液，故渴喜冷饮，小便短黄，大便秘结。舌红，苔黄而干，脉滑数或弦数，均为血热之象。

治法：清热凉血，固冲止血。

主方：阿胶汤（《医宗金鉴》）去当归、川芎。

（2）虚热证

证候：妊娠期腰酸、小腹灼痛，或伴有阴道少量流血，色鲜红，质稀；或伴心烦不安，五心烦热，咽干少津，便结溺黄；舌红少苔，脉细数。

证候分析：阴虚内热，热扰冲任，损伤胎气，故腰酸腹痛；热伏冲任，迫血妄行，故阴道少量流血；热扰心神，故心烦不安。五心烦热，咽干少津，舌红少苔，脉细数，均为阴虚内热之象。

治法：滋阴清热，养血安胎。

主方：保阴煎（方见月经过多）。

4. 血瘀证

证候：宿有癥积，孕后常有腰酸，下腹刺痛，阴道不时流血、血色黯红，或妊娠期不慎跌仆闪挫，或劳力过度，或妊娠期手术创伤，继之腰酸腹痛，胎动下坠或阴道少量流血；大小便正常；舌黯红，或有瘀斑，苔薄，脉弦滑或沉弦。

证候分析：癥积占据胞宫，或妊娠期跌仆闪挫，或妊娠期手术创伤致血离经，瘀血阻滞冲任胞脉，气血壅滞不通，故腰酸腹痛；血不归经，故阴道不时下血，色黯红；因无寒热，大小便正常。舌黯红或有瘀斑，苔薄，脉沉滑或沉弦，为瘀血之征。

治法：活血化瘀，补肾安胎。

主方：桂枝茯苓丸（《金匮要略》）合寿胎丸减桃仁。

5. 湿热证

证候：妊娠期腰酸腹痛，阴道少量流血，或淋漓不尽，色黯红；或伴有低热起伏，小便黄赤，大便黏；舌质红，苔黄腻，脉滑数或弦数。

证候分析：素体湿热内蕴，或孕期不慎感受湿热之邪，湿热与血相搏，流注冲任，蕴结胞中，气血不得下达冲任以养胎，故腰酸腹痛；湿热扰血，故阴道少量流血，淋漓不尽；湿热绵延，故低热起伏；湿热下注，故小便黄赤，大便黏。舌质红，苔黄腻，脉滑数或弦数，均为湿热之征。

治法：清热利湿，补肾安胎。

主方：当归散（《金匮要略》）合寿胎丸去川芎、阿胶，加茵陈。

二、中医护理

1. 起居调护

（1）病室环境保持整洁安静，调节温湿度至适宜。

（2）肾虚及气血虚弱、血瘀者室温宜偏暖；血热者室温宜偏凉。

（3）嘱患者卧床休息，忌过度劳累；注意个人卫生，保持外阴清洁，大便通畅。

2. 饮食调护

（1）饮食宜清淡、富营养、易消化。忌姜、花椒、蒜、烟酒等辛辣动火之物及桃仁、红花、山楂、三七等破血滑胎之物。

（2）气血亏虚者可选用补血益气、固冲安胎的食物，如蛋、鱼、牛肉、猪瘦肉、牛奶、红枣、桂圆等，可用乌鸡红枣汤、党参红枣桂圆汤、黄芪炖鲈鱼等。

（3）肾虚者宜食补肾之品，如山药、黑芝麻、猪腰、核桃等，可用羊肾杜仲汤、刀豆炖猪腰等，少食寒凉生冷之品，以免损伤脾阳，影响气血生化。

（4）血热者宜食清热凉血之品，如西瓜、甘蔗汁、藕汁、鲜旱莲草汁等。

（5）血瘀者宜食理气行滞之品，如金橘饼、陈皮茶或阳春砂仁蜜等，忌食辛辣酸涩、有刺激性及壅阻气机之品。

3. 情志调护

（1）宣教本病的相关知识，介绍本病的治疗护理措施及预后，告知患者安胎与情志的重要关系，多予安慰和鼓励，使患者克服急躁情绪，安心静养。

（2）脾虚者，避免过思伤脾，保持心情舒畅。

（3）血热者，学会养心神、畅情志，保持健康的心理状态，以避免情志化火。

（4）血瘀者，应向患者解释气机调达对健康的作用。

（5）指导患者掌握自我控制情绪的方法。

4. 用药调护

（1）虚证安胎药多为补益剂，汤剂宜文火久煎，空腹温服，服后静卧少动。

（2）实证安胎药宜饭后温服，服药后少动；服药时如恶心欲呕，可服姜汁少许。

（3）跌仆伤胎者，可实施疼痛护理，给予镇静止痛，腰腹以下严禁贴敷止痛膏。

（4）孕期下血，需及时就诊，不可擅自用药。

5. 病时调护

（1）注意观察患者阴道出血的量、色及伴随症状情况。

（2）肾虚者常见阴道出血量少色淡，伴腰酸、下腹隐痛。

（3）气血不足者常见阴道出血量少，色淡质清，小腹空坠而痛，面色不荣。

（4）血热者常见血色鲜红、质稠，伴心烦、便结、溲黄；癥积伤胎者或孕期跌仆闪挫伤之后，出血色多黯红或有血块，舌质紫黯或有瘀点、瘀斑。

（5）注意观察出血中有无葡萄样组织排出，出血量有无进行性增加等，与葡萄胎及胎堕难留等病证注意鉴别。

6. 中医护理适宜技术

（1）便干者，可使用润肠通便方法，减小腹压，防止加重出血。

（2）肾气亏虚者可灸左三阴交、右足三里穴。

（3）虚证者可用杜仲、补骨脂等研末调膏，敷贴于至阴、神阙穴。

（4）腰腹坠痛者可用菟丝子、桑寄生、杜仲、黄芪、青盐煎水沐足。

7. 预防调护

（1）慎起居，生活有规律，防止感冒的发生，避免负重攀高，防止跌仆，保证睡眠充足。饮食宜富营养、易消化，根据不同的体质选择合理的饮食。

（2）提倡婚前、孕前检查，在夫妇双方身体处于最佳状态下妊娠，未病先防，既病防变。定期做孕期保健，注重围产期保健，及早安胎，调畅情志。

（3）孕服宜宽松、柔软，勿紧身束腰，以免影响胎儿生长。安胎失败者，或有堕胎、小产史者，两次受孕时间不宜太近，应避免半年或一年内再孕，防止堕胎再次发生。

（4）孕期须慎房事，孕早期3个月和孕晚期2个月尤其要慎房事或避免房事，以防胎动不安、漏胎。

第三节　胎水肿满

妊娠5～6个月后出现胎水过多，腹大异常，胸膈胀满，甚或遍身浮肿，喘不得卧，称为"胎水肿满"，亦称"子满"。本病常与胎儿畸形、多胎妊娠、巨大胎儿、孕妇合并症（如妊娠合并高血压病、糖尿病、贫血等）等因素有关。

西医学的羊水过多，可参照本病辨证治疗。

一、辨证论治

1. 脾气虚弱证

主要证候：孕期胎水过多，腹大异常，腹部皮肤发亮，下肢及阴部水肿，甚或全身浮肿；食少腹胀，神疲肢软，面色淡黄；舌淡，苔白，脉沉缓。

证候分析：脾虚失运，水湿留聚，浸淫胞中，发为胎水过多，腹大异常，腹皮发亮；水湿泛溢肌肤趋下，故下肢及阴部水肿，重者则遍身浮肿；脾虚中阳不振，则食少腹胀，神疲肢软，面色淡黄。舌淡，苔白，脉沉缓，为脾虚湿困之征。

治法：健脾渗湿，养血安胎。

方药：当归芍药散（《金匮要略》）去川芎，或鲤鱼汤（《备急千金要方》）。

2. 气滞湿阻证

主要证候：孕期胎水过多，腹大异常，胸膈胀满，甚则喘不得卧，肢体肿胀，按之压痕不显；舌红，苔白滑，脉弦滑。

证候分析：气机郁滞，水湿停聚，蓄积胞中，故胎水过多，腹大异常；湿浊上迫心肺，则胸膈胀满，甚则喘不得卧；气滞湿郁，泛溢肌肤，故肢体肿胀，按之压痕不显。舌红，苔白滑，脉弦滑，为气滞湿阻之征。

治法：理气行滞，利水除湿。

方药：茯苓导水汤（《医宗金鉴》）去槟榔。

二、中医护理

1. 饮食护理

（1）脾虚妊娠水肿：宜用健脾行水之药膳治疗。

①山药薏米粥

原料：怀山药 30g，大枣 20 枚，肉桂 0.5g，薏米 30g。

制作与服法：煮粥，每日 1 剂，连服 4～5 次。

功能：健脾益肾，适用于脾肾之气虚妊娠水肿。

②千金鲤鱼汤

原料：白术、生姜、陈皮、白芍、当归各 10g，茯苓 15g，净青鲤鱼 1 条（约 500g）。

制作与服法：诸药用纱布包好，与鲤鱼同煮 1 小时，晨起食鱼饮汤。

功能：健脾、行水、安胎，适用于妊娠水肿。

（2）肾虚妊娠水肿：宜用益气行水之药膳治疗。

①补肾鲤鱼汤

原料：杜仲、枸杞各 30g，干姜 10g，鲤鱼 500g。

制作与服法：前三味洗净，装入纱布袋，扎口；鱼去鳞、内脏，洗净，与药同煮 1 小时，去药袋，饭前食鱼饮汤。

功能：温阳利水，补安胎，适用于肾虚妊娠水肿。

②姜桂茯苓饼

原料：干姜、肉桂各 3g，茯苓（去皮）30g，面粉、白糖各适量。

制作与服法：干姜、肉桂、茯苓分别为末，和匀，加面粉、白糖，与水调搅拌后做饼，入笼蒸熟食，每服 15～20g。

功能：温阳利水，适用于肾虚妊娠水肿。

③黄豆芽蘑菇汤

原料：黄豆芽 250g，鲜蘑菇 50g，调料适量。

制作与服法：黄豆芽去根，洗净，加水煮 20 分钟，下蘑菇片，入精盐、味精，再煮 3 分钟即成，佐餐食。

功能：健脾、益肾，适用于妊娠水肿。

（3）气滞妊娠水肿：宜用理气行滞、健脾化湿之药膳治疗。

①饭豆陈皮

原料：花生仁、饭豆各150g，陈皮5g，红枣10枚。

制作与服法：诸味洗净，加水共煮熟。温热食，每日1～2次。

功能：健脾益气、行滞，适用于气滞之妊娠水肿。

②二陈竹叶茶

原料：陈皮、陈瓢各10g，鲜竹叶20片，白糖适量。

制作与服法：煎煮数沸，加白糖，代茶饮。

功能：理气、行水，适用于气滞之水肿。

2. 用药护理

（1）五皮丸每次9g，每日2次，温开水送服。适用于气滞湿阻证。

（2）五苓散每次4.6g，每日2次，温开水送服。适用于脾气虚弱证。

第四节　滑胎

凡堕胎或小产连续发生3次或3次以上者，称为"滑胎"，亦称"数堕胎"。但明代以前有些医著所言滑胎是指临床催生的方法，不属本节讨论范畴。

西医学的复发性流产，可参照本病辨证治疗。

一、辨证论治

1. 肾虚证

证候：屡孕屡堕，甚或应期而堕；精神萎靡，头晕耳鸣，腰酸膝软，小便频数，目眶黯黑，或面色晦黯；舌质淡，苔白，脉沉弱。

证候分析：肾气亏虚，冲任不固，胎元失养，胎失所系，故屡孕屡堕；肾阳亏虚，命火不足，阳气不布，则精神萎靡，目眶黯黑，或面色晦黯；肾主骨生髓，肾虚则腰酸膝软，髓海不足；清窍失养，故头晕耳鸣；膀胱失约，气化失职，则小便频数。舌质淡，苔白，脉沉弱，为肾虚之象。

治法：补肾益气固冲。

主方：补肾固冲丸。

2. 气血虚弱证

证候：屡孕屡堕；头晕眼花，神倦乏力，心悸气短，面色苍白；舌质淡，苔薄，脉细弱。

证候分析：气血两虚，冲任不足，不能养胎载胎，故屡孕屡堕；气血两虚，上不荣清窍，则头晕眼花；外不荣肌肤，则面色苍白；内不荣脏腑，则神倦乏力，心悸气短。舌质淡，苔薄，脉细弱，为气血两虚之象。

治法：益气养血固冲。

主方：泰山磐石散（《景岳全书》）。

3. 血瘀证

证候：素有癥瘕之疾，孕后屡孕屡堕；时有少腹隐痛或胀痛，肌肤无华；舌质紫黯或有瘀斑，苔薄，脉细弦或涩。

证候分析：子宫素有癥瘕，有碍于胎儿生长发育，瘀血阻滞，冲任损伤，胎元受损，则屡孕屡堕；瘀血阻滞，冲任气血不畅，故时有少腹隐痛或胀痛；不能荣于肌肤，故肌肤无华。舌质紫黯或有瘀斑，苔薄，脉弦或涩，均为血瘀之征。

治法：祛瘀消癥固冲。

主方：桂枝茯苓丸（方见"胎漏、胎动不安"）。

二、中医护理

1. 起居调护

生活规律，起居以平和为上，劳逸适合。

2. 饮食调护

要注意选食富含各种维生素及微量元素、易于消化的食品，如各种蔬菜、水果、豆类、蛋类、肉类等。胃肠虚寒者，慎服性味寒凉的食品，如绿豆、白木耳、莲子等；体质阴虚火旺者，慎服雄鸡、牛肉、狗肉、鲤鱼等易使人上火的食品。

①叶煲鸡蛋

原料：艾叶 12g，鸡蛋 2 枚。

制作与服法：将艾叶、鸡蛋放入瓦罐煲（忌用铁器）内，用文火同煮（鸡蛋煮熟后去壳取蛋再煮）。有滑胎史的孕妇，孕后第 2 个月每日服 1 次，孕后第 3 个月每半月服 1 次，孕后第 4 个月每月服 3 次，直至妊娠足月。

功能：温经止血，补肾，调冲任，适用于滑胎。

②南瓜蒂茶

原料：南瓜蒂 3 个。

制作与服法：南瓜蒂 3 个，切片，煎汤。自受孕月开始，每月服 1 次，连服 5 个月。

功能：适用于习惯性流产。

3. 情志调护

保持心情舒畅。

4. 用药调护

（1）莲子、桂圆肉各 50g，文火煲汤，加山药粉 100g 煮粥。怀孕后即开始食用，每日1次。此方适宜于阴道出血、小腹坠痛、腰腿酸软、苔白舌淡、有习惯性流产史者。

（2）南瓜蒂3个，莲蓬蒂6个，共焙黄为末，分3次米汤送服，一日服完。此方适用于妊娠数月后胎动腹痛、阴道出血、面赤口干、五心烦热、小便短赤的血热型先兆性流产者。

5. 病时调护

（1）补肾系胞法：肾者主精，胞胎赖肾精之养，肾精充则胎有所养。肾主系胞，有提系胞胎之功。故安胎当先固肾系胞。肾虚常见胎前病有堕胎、小产、滑胎、胎漏、子淋及妊娠腰酸、水肿（妊娠中毒症）等。治以补肾系胞，固肾益精。常用方如傅氏安奠二天汤、安胎饮、泰山磐石汤等，常用药如熟地黄、山萸、枸杞、鹿角胶、杜仲、桑寄生、炒山药、女贞子、菟丝子、肉苁蓉、续断等。

（2）补益脾土法：脾为生化之源，胚胎赖气血之滋养，妊娠之时，必使脾有生气，则胎自安盛。脾虚常见妊娠病有堕胎、小产、恶阻、胎萎不长、子肿、子满等症。治宜补益脾气。常用方如四君子汤、六君子汤、紫苏和气饮、补中益气汤、归脾汤等。常用药如党参、焦白术、茯苓、炒山药、炒白扁豆、砂仁、生黄芪、甘草、莲子肉、大枣、人参等。

（3）清热安胎法：妊娠之际，血聚以养胎，血气不足，火气有余，热则胎动，故清热安胎为治疗大法。有热胎动常见病有胎动腹痛、胎漏、胎动下血、堕胎、妊娠口干、小便不利、子烦等症。常用方如傅氏息焚安胎汤、知柏地黄汤、知柏四物汤等。常用药如生地黄、玄参、麦冬、知母、黄芩、栀子、天冬、炒白芍、当归、甘草等。常与其他安胎药同用，加强治疗作用。

（4）补气养血法：胎儿赖母血之营养，血虚则胎失所养，故养血实为安胎养胎之治疗大法。妊娠血虚常见症有妊娠腹痛、胎漏、胎动不安、堕胎小产、妊娠恶阻、胎萎不长等。常用药物如当归、炒白芍、熟地黄、生地黄、龙眼肉、阿胶、龟甲胶、山萸、枸杞、黄精、何首乌。临床常与补气药相伍以增加疗效。

（5）疏肝开郁法：胎之即成，气血易聚也易致郁，妊娠妇人血虚，火热有余，加之性情波动，易成肝郁不舒。妊娠肝郁常见妊娠恶阻、子冒、先兆子痫、子悬、子痫等症。治宜养肝阴、舒气机，以养育胎儿。常用方如紫苏和气饮、顺肝益气汤、一贯煎、二至丸、三甲复脉汤等。常用药物如当归、炒白芍、女贞子、枸杞子、生地黄、麦冬、龟甲、鳖甲、天麻、香附、菊花、天冬、甘草等。

（6）和胃顺气法：胃主受纳水谷，胎元得胃气以盛，妊娠多有虚火旺盛，常可引动胃气上逆而致病。常见症有妊娠恶阻、胎动不安、妊娠水肿等。常用方如橘皮竹茹汤、香砂六君子汤、紫苏和气饮等。常用药如陈皮、枳壳、砂仁、苏梗、紫苏、白蔻仁、佛手、香附、焦白术、神曲、生姜、甘草，与安胎药合用为佳。

（7）滋阴养胎法：妊娠初期，阴血以荫胎，机体阴血偏虚，阳气偏旺，可致血热内生而变生他病。真阴亏损则孕之病丛生。常见胎萎不长、胎动不安、堕胎、小产、妊娠眩晕等症。常用方如知柏四物汤、六味地黄汤、河车大造丸、大补阴丸等。常用药如生地黄、玄参、龟甲胶、天冬、阿胶、麦冬、龟甲、山萸、女贞子、枸杞、炒白芍、人参、甘草等。

（8）止血安胎法：妊娠、堕胎、小产、胎漏皆以腹痛下血为急症，又名先兆流产，以安胎止血为第一要务。常见先兆流产诸症有胎漏、堕胎、滑胎等，若治之得法，常可转危为安，顺利产育。常用方如安胎饮、胶艾四物汤、固胎汤、安胎止血汤等。常用药如当归、炒白芍、生地炭、芥穗炭、阿胶、贯众炭、续断、黑杜仲、焦白术、桑寄生、生黄芪、山萸肉、黄芩等。

6. 中医护理适宜技术

（1）用点燃的艾条对准孕妇两侧足小趾外侧约1寸（一韭菜叶宽度左右）至阴穴处施灸，以孕妇觉足小趾外侧温热但不灼痛为度。每次15～20分钟，每日施灸1～2次，胎位转正即停止。

（2）对于产妇尿潴留，也可以用针刺配合艾灸，效果同样不错。产妇同样取仰卧位，在针刺小腿三阴交、阳陵泉穴的同时，艾灸少腹部关元、气海、中极 3 处穴位，灸完取针。

7. 预防调护

注意个人卫生。定期做产前检查。慎房事。

第五节 堕胎小产

凡妊娠 12 周内，胚胎自然殒堕者，为"堕胎"；妊娠 12 ～ 28 周，胎儿已成形而自然殒堕者，为"小产"，亦称"半产"。也有怀孕一月，不知其已受孕而殒堕者，称为"暗产"。

堕胎、小产多由胎漏、胎动不安发展而来，也可直接发生堕胎、小产，均以自然殒堕、势在难留为特点，更由于两者病因、治则、转归、预后等基本相同，故一并论述。

西医学的早期流产、晚期流产，可参照本病辨证治疗。堕胎、小产为自发性流产，人工流产不在本节讨论范围。

一、辨证论治

1. 胎堕难留证

证候：多由胎漏、胎动不安发展而来。阴道流血增多，色红有块，小腹坠胀疼痛加剧，会阴坠胀，或有羊水溢出；舌质正常或紫黯，舌边尖有瘀点，苔薄，脉滑或涩。

证候分析：孕后因故伤胎，殒胎阻滞，则小腹疼痛；新血不循其经，故阴道流血增多，伴有血块；胎堕而欲下，则会阴坠胀；胎气下迫愈甚，胎膜破损，则羊水外溢；舌紫黯，苔薄，脉滑或涩，乃为胎堕难留、瘀血内阻之象。

治法：祛瘀下胎。

主方：脱花煎（《景岳全书》）加益母草。

2. 胎堕不全证

证候：胎殒之后，尚有部分组织残留于子宫，阴道流血不止，腹痛阵阵，甚至出血如崩；伴心悸气短，面色苍白，头晕目眩；舌淡紫，苔白，脉沉细无力。

证候分析：胎殒已堕，堕而未尽，瘀阻子宫，新血不得归经，故阴道流血不止，甚则血崩；胎堕不全，子宫留瘀，胞脉受阻，"不通则痛"，故腹痛阵阵；血液亡失，心脏、清窍失养，则心悸气短、头晕；血脉空虚，不得荣润，则面色苍白；舌淡紫，苔白，脉沉细无力，乃为气虚血瘀之象。

治法：益气祛瘀。

主方：脱花煎加人参、益母草、炒蒲黄。

二、中医护理

1. 起居调护

产妇应尽量吃好、睡好、少劳动，减少腹部用力的动作（如搬东西、提重物），避免剧烈的运动；起居有常，不要过于劳累。

2. 饮食调护

（1）适合吃的食物有蛋类、肉类、豆制品类等营养丰富、容易消化的食物；不适合吃的食物有螃蟹、田螺、萝卜等活血、促进子宫收缩的食物。

（2）由于身体较虚弱，常易出汗，补充水分宜少量多次。汗液中排出水溶性维生素较多，尤其是维生素 C、维生素 B_1、维生素 B_2，因此，应多吃新鲜蔬菜、水果，这也有利于防止便秘。

（3）在正常饮食的基础上，适当限制脂肪摄入。术后一星期内脂肪摄入量控制在每日80g左右。行经紊乱者，忌食刺激性食品，如辣椒、酒、醋、胡椒、姜等，这类食品能刺激性器官充血，增加月经量。

3. 情志调护

小产后的女性容易心情沮丧，更需要家人、朋友的关心照顾。容易出现心烦失眠。宜用清热养阴、安神除烦之药膳治疗。

①地黄枣仁粥

原料：生地黄30g，酸枣仁30g，粳米100g。

制作与服法：酸枣仁研细，水煎取汁100mL；生地黄水煎取汁100mL。粳米洗净，煮成粥，加入药汁，再煮沸。早晚温服。

②黄连阿胶鸡子黄汤

原料：黄连5g，生白芍、阿胶各10g，鲜鸡蛋2枚。

制作与服用：前两味加水先煎取汁，以30mL沸水烊化阿胶，合并两汁，打入蛋黄，搅匀煮沸，每晚睡前顿服。

4. 预防调护

（1）产后充分休息是身体恢复的重要条件。

（2）养成每天定时排便的习惯。

（3）小产后1个月内最好暂停性行为，小产后3个月内应避免怀孕，让子宫有足够的时间修复。

/ 第六章 / **产后病**

第一节　产后身痛

　　产妇在产褥期内，出现肢体、关节酸痛、麻木、重着者，称为"产后身痛"，亦称"产后关节痛""产后遍身疼痛""产后痹证""产后痛风"，俗称"产后风"。

　　西医学的产褥期因风湿、类风湿引起的关节痛、产后坐骨神经痛、多发性肌炎等病，可参照本病辨证治疗。

一、辨证论治

1. 血虚证

　　主要证候：产后遍身酸痛，肢体麻木，关节酸楚；面色萎黄，头晕心悸；舌淡，苔薄白，脉细无力。

　　证候分析：因产而失血过多，百骸空虚，血虚经脉失养，则遍身疼痛，肢体麻木，关节酸楚；血虚不能上濡于面，则面色萎黄；血虚不能养心则心悸，不能上荣髓海则头晕。舌淡，苔薄白，脉细无力，为血虚之征。

　　治法：补血益气，通络止痛。

　　方药：黄芪桂枝五物汤（《金匮要略》）加秦艽、当归、丹参、鸡血藤。

2. 血瘀证

　　主要证候：产后遍身疼痛，或关节刺痛，屈伸不利，按之痛甚；恶露量少色黯，或小腹疼痛拒按；舌紫黯，苔薄白，脉弦涩。

证候分析：产后多瘀，恶露不畅，瘀血稽留肌肤、经络、骨节之间，脉络瘀阻，气血运行不畅，则产后遍身疼痛，或关节刺痛，按之痛甚；瘀血留滞，胞脉不利，则恶露量少色黯，或小腹疼痛拒按。舌紫黯，苔薄白，脉弦涩，为瘀血内阻之征。

治法：养血活络，行瘀止痛。

方药：身痛逐瘀汤（《医林改错》）加毛冬青、忍冬藤、益母草、木瓜。

3. 外感证

主要证候：产后遍身疼痛，项背不舒，关节不利，或痛处游走不定，或冷痛剧烈，恶风畏寒，或关节肿胀、重着，或肢体麻木；舌淡，苔薄白，脉浮紧。

证候分析：产后失血耗气，腠理不密，百骸空虚，摄生不慎，风、寒、湿邪乘虚内侵，稽留于肌肤、经络、关节之间，阻痹气血运行，则遍身疼痛，项背不舒，关节不利；风邪偏盛者，则其痛处游走无定；寒邪偏盛者，则冷痛剧烈，恶风畏寒；湿邪偏盛者，则关节肿胀、重着；邪阻经脉，血行不畅，肢体失养，则肢体麻木。舌淡，苔薄白，脉浮紧，为外感邪气之征。

治法：养血祛风，散寒除湿。

方药：独活寄生汤（《千金要方》）。

4. 肾虚证

主要证候：产后腰膝、足跟疼痛，难于俯仰，头晕耳鸣，夜尿多；舌淡黯，苔薄，脉沉细弦。

证候分析：腰为肾之外府，膝属肾，足跟为肾经所过，素体肾虚，因产伤肾气，耗伤精血，肾之精血亏虚，失于濡养，故腰膝、足跟疼痛；头晕耳鸣，夜尿多，舌淡黯，苔薄，脉沉细弦，均为肾虚之征。

治法：补肾填精，强腰壮骨。

方药：养荣壮肾汤（《叶氏女科证治》）加熟地黄、秦艽、山茱萸。

二、中医护理

1. 起居调护

（1）腿部肌肉的运动：身体平躺，将右腿尽量提高，脚尖用力伸直，不可弯曲，然后将腿慢慢放下，这个动作要完全靠腹肌的力量，双手不要用力。同样的方法抬高左腿，双腿并举，慢慢增加高度。

（2）阴道收缩运动：身体平躺，微微摊开双腿，脚跟用力后缩，臀部向上离地，全身以脚跟和肩部为支撑，两膝并拢，同时紧缩腹部的肌肉。

（3）膝胸卧式：身体俯卧床上，双膝稍微弯曲，抬高臀部，胸部轻贴在床面，双腿分开，与肩同宽，保持姿势2～5分钟，起床和睡觉前各做1次。

（4）仰卧起坐：不用枕头，身体仰卧，双手放于胸前，腰腹部用力抬起头部和肩部，仅高于床面即可。

2. 饮食调护

宜进高蛋白、富含维生素、易消化饮食，忌食辛辣刺激性食物。气血运行不畅的产妇宜多吃营养丰富的食物，如猪肝、羊肉、鸡肉、桂圆、红枣、红豆等；外感风寒的产妇宜多吃辛温散寒的食物，如生姜、葱白、红糖及一些易消化的鱼、肉类，并忌食生冷食物。

3. 情志调护

加强营养，增强体质，适当活动，保持心情舒畅。

4. 用药调护

（1）益母草冲剂，每次1～2包，每日2次，温水送服。适用于血瘀者。

（2）金鸡虎补丸，每次6g，每日2次，温水送服。适用于气虚血亏、肾精不足者。

（3）安络解痛片，每次 3 ~ 5 片，每日 3 次，温水送服。适用于血滞经脉者。

（4）黄芪注射液，每次 4mL，每日 2 次，肌内注射。适用于气血虚损，产后身痛者。

（5）人参再造丸，每次 3g，每日 2 次，能益气补血，舒筋活络，调治产后身痛。

5. 病时调护

如果产妇产后出现关节疼痛或全身酸痛症状比较严重时，应及早就医，在医生的指导下进行相关治疗。

6. 中医护理适宜技术

可以根据相关证型进行按摩或艾灸。肾虚证取脾俞、膈俞、阴陵泉、足三里等穴；血瘀证取膈俞、血海、气海等穴；外感风寒取风池、曲池、膈俞、阴陵泉等穴。

7. 预防调护

产妇如果出现全身酸痛或关节疼痛，需卧床休息，并保证充足的睡眠。每日下床活动时间不宜过长，强度不宜过大，以免加重身体酸痛症状。居室内应保持干燥通风，但产妇应避免直接吹风，以免风寒入侵，令病情加重。此外，产妇还应注意保暖，夏季不要睡竹席、凉席，使用空调时温度不宜过低。应保持床铺及衣被的干燥、清洁。

第二节　产后恶露不绝

产后血性恶露持续 10 天以上，仍淋漓不尽者，称为"产后恶露不绝"，又称"产后恶露不尽""产后恶露不止"。

西医学因产后子宫复旧不全、胎盘胎膜残留、子宫内膜炎所致晚期产后出血及中期妊娠引产、人工流产、药物流产后表现为恶露不尽者，均可参照本病辨证治疗。

一、辨证论治

1. 气虚证

证候：产后恶露不止，量多，色淡红，质稀，无臭味；面色㿠白，精神倦怠，四肢无力，气短懒言，小腹空坠；舌淡，苔薄白，脉缓弱。

证候分析：气虚统摄无权，冲任不固，则恶露不止，血量较多；血失气化，则色淡，质稀，无臭味；气虚中阳不振，则精神倦怠，四肢无力，气短懒言；中气不足，则小腹空坠；气虚清阳不升，则面色㿠白。舌淡，苔薄白，脉缓弱，为气虚之征。

治法：益气摄血固冲。

主方：补中益气汤加阿胶、艾叶、海螵蛸（乌贼骨）。

2. 血热证

证候：产后恶露过期不止，量较多，色鲜红，质黏稠；口燥咽干，面色潮红；舌红苔少，脉细数无力。

证候分析：产后营阴耗损，虚热内生，或气郁化热，或感热邪，热扰冲任，迫血妄行，故恶露过期不止，量较多；阴虚热灼，则血色鲜红，质稠黏；虚热上浮，故面色潮红；阴液不足，则口燥咽干。舌红，苔少，脉细数无力，为阴虚内热之征。

治法：养阴清热，凉血止血。

主方：保阴煎加煅牡蛎、地榆。

3. 血瘀证

证候：产后恶露过期不止，淋漓量少，或突然量多，色黯有块，或伴小腹疼痛拒按，块下痛减；舌紫黯，或有瘀点，苔薄，脉弦涩。

　　证候分析：瘀血阻滞冲任，新血不得归经，则恶露过期不止，淋漓量少，或突然量多，色黯有块；瘀血内阻，"不通则痛"，故小腹疼痛拒按；块下瘀滞稍通，故使痛减。舌紫黯，脉弦涩，苔薄，为瘀血阻滞之征。

　　治法：活血化瘀，理血归经。
　　主方：生化汤加益母草、茜草、三七、蒲黄。

二、中医护理

1. 起居调护

（1）病室保持整洁、舒适安静。

（2）气虚和血瘀者要注意保暖，避免受寒。

（3）气虚者，多卧床休息，切忌劳累耗气，以免加重病情。

（4）血热者衣被不宜过暖，空气保持湿润，注意通风。

（5）加强会阴部护理，定时清洗外阴，保持清洁。

2. 饮食调护

（1）宜食营养丰富、易消化的食物。

（2）避免辛辣刺激、油腻之品，忌酒、浓茶和咖啡。根据不同证型指导患者选择合适的饮食，气虚者多摄入益气健脾的食品，如瘦肉汤、鱼汤、鸡汤、鸽子汤、八宝粥等，可根据体质炖服人参、太子参、山药、黄芪等益气之品，但脾胃功能不佳者，不宜过用滋腻之品。

（3）血瘀者宜食活血化瘀之品，如山楂饮、三七炖鸡、当归鸽子汤、玫瑰花茶、桃仁煎等膳食，忌生冷。

（4）血热者宜食清热凉血之品，如绿豆、雪梨、西瓜、冬瓜等，忌食辛辣、煎炸、油腻之品。

3. 情志调护

恶露不绝易使患者产生焦虑、抑郁等情绪，应多与患者交流，及时向患者解释有关疾病的知识及防护措施，了解其生活起居、饮食、睡眠、情志等情况，解除其思想顾虑，使之保持心情舒畅。

4. 用药调护

（1）按医嘱准确给药，观察药后效果和反应。

（2）气虚证汤药宜饭前空腹温服，血瘀证宜饭后温服，血热证宜饭后偏凉服。

5. 病时调护

（1）观察恶露的量、色、质、味等情况，根据恶露的性状辨别寒热虚实。

（2）观察患者的面色、神情、汗出、二便、腹痛、体温、脉象、舌象等，如出现下腹痛剧、发热及阴道流出物增多、臭秽等，应及时报告医生。

（3）若出现大出血时，应及时输液、输血及实施刮宫手术。

6. 中医护理适宜技术

（1）气虚者，可用艾条灸脾俞、胃俞、气海、关元、足三里等穴，以补益气血。或按揉脾俞、胃俞、关元等穴。

（2）血瘀腹痛者，可用艾条灸血海、三阴交、归来、子宫、中极等穴。

（3）发热者，用刮痧板刮拭膈俞至胆俞，或按摩合谷、大椎、曲池、外关、血海、三阴交等穴，或采用留罐法，拔吸膈俞、血海等处。

7. 预防调护

（1）养成良好的生活习惯，生活起居有常。产褥期注意休息与保暖，避免过度劳累，不要汗出当风或涉雨着凉。产后未满50天应禁房事。恶露持续不净者，应注意阴部清洁，严禁盆浴，防止并发症的产生。

（2）注意调畅情志，保持良好的心态，学会自我心理调节，避免不良情志刺激。

（3）注意饮食调养，加强营养，少食油腻及辛辣、刺激性食品。

（4）产后遵医嘱按时随诊，出现产后诸证应及时采取措施。

第三节　产后便秘

产后饮食如常，大便数日不解或艰涩难以排出者，称为"产后大便难"，又称"产后大便不通""产后便秘"。

西医学的产后便秘，可参照本病辨证治疗。

一、辨证论治

1. 血虚津亏证

主要证候：产后大便干燥，数日不解，或解时艰涩难下，腹无胀痛；饮食正常，或伴心悸少寐，肌肤不润，面色萎黄；舌淡，苔薄白，脉细弱。

证候分析：素体血虚，营阴不足，因产重虚，血虚津伤，肠道失于濡润，而致大便干燥，数日不解；非里实之证，故腹无胀痛；血虚不能上奉于心，心神失养，则心悸少寐；血虚不能外荣于头面肌肤，故面色萎黄，肌肤不润。舌淡，苔薄白，脉细弱，为血虚之征。

治法：滋阴养血，润肠通便。

方药：四物汤加肉苁蓉、柏子仁、火麻仁。

2. 脾肺气虚证

主要证候：产后大便数日不解，或努责难出；神倦乏力，气短汗多；舌淡，苔薄白，脉缓弱。

证候分析：素体虚弱，因产用力耗气，其气益虚，气虚大肠传送无力，则大便数日不解，努责难出；气虚中阳不振，则神倦乏力；气虚卫气不固，腠理不密，则气短汗多。舌淡，苔薄白，脉缓弱，为气虚之征。

治法：补脾益肺，润肠通便。

方药：润燥汤（《万氏妇人科》）。

3. 阳明腑实证

主要证候：产后大便艰结，多日不解；身微热，脘腹胀满疼痛，或时有矢气臭秽，口臭或口舌生疮；舌红，苔黄或黄燥，脉弦数。

证候分析：产后正气已伤，复因饮食失节，食热内结，糟粕壅滞，肠道阻塞以致大便艰结，脘腹胀满疼痛；肠胃积热已久，腑气不通，故矢气臭秽，口舌生疮；里热炽盛，蒸腾于外，故见身有微热。舌红，苔黄或黄燥，脉弦数，为热盛之象。

治法：通腑泄热，养血通便。

方药：玉烛散（《儒门事亲》）。

二、中医护理

1. 起居调护

（1）适当运动，促进肠道的蠕动。

（2）调整饮食结构，多吃蔬菜、水果，多饮水。

（3）养成良好的排便习惯。

（4）酌情选用药物治疗。

2. 饮食调护

多吃富含纤维的水果、蔬菜，多喝水等。

3. 情志调护

女性产后便秘症状虽为脾胃之病有具体表现，其实肝气不舒为根源，故其调护重点之一应放在情志之上，扶土抑木。设法消除或避免紧张、恐惧、忧虑、烦恼等负面情绪，使心情舒畅。

4. 用药调护

（1）中成药治疗：麻仁丸，每日 2 次，每次 5g，吞服。适用于血虚津亏证。

（2）直肠用药：开塞露，每次 1～2 支，肛门注入。

5. 病时调护

产后适当下地活动，不要长期卧床休息，在室内多走动，促进肠道的蠕动，可以有效促进排便；卧床时多做提肛运动，促进肛门部位的血液循环；要保持平和的心态，保持心情舒畅；养成良好的排便习惯。

6. 中医护理适宜技术

（1）实秘证者，取中脘、足三里、内关等穴，针刺行泻法。

（2）虚秘者，取膈俞、肝俞、天枢等穴，针刺行补法。

7. 预防调护

产妇便秘是可以预防的。可通过身体运动促进肠蠕动，帮助恢复肌肉紧张度。健康、顺产的产妇，产后第二天即可开始下床活动，逐日增加活动范围。也可以在床上做产后体操，做缩肛运动，锻炼骨盆底部肌肉，促使肛门部血液回流。具体方法是做忍大便的动作，将肛门向上提，然后放松，早晚各 1 次，每次 10～30 回。产妇的饮食要合理搭配，荤素结合，适当吃一些新鲜蔬菜瓜果，少吃辣椒、胡椒、芥末等刺激性食物，尤其是不可饮酒。麻油和蜂蜜有润肠通便作用，产后宜适当食用。注意保持每日定时排便的习惯。如果便秘症状较重，可以使用通便药物。

第四节　产后缺乳

哺乳期内，产妇乳汁甚少，或无乳可下，称为"缺乳"，又称"乳汁不足""乳汁不行"。本病的特点是产妇哺乳期完全无乳或乳汁甚少，不足以喂养婴儿。多发生在产后2～3日至半个月内，也可发生在整个哺乳期。

西医学产后缺乳、泌乳过少等，可参照本病辨证治疗。

一、辨证论治

1. 气血虚弱证

证候：产后乳少，甚或全无，乳汁清稀，乳房柔软，无胀感；面色少华，倦怠乏力，神疲食少；舌质淡，苔薄白，脉细弱。

证候分析：气血虚弱，乳汁化源不足，无乳可下，故乳少或全无，乳汁清稀；乳汁不充，乳腺空虚，故乳房柔软，无胀感；气虚血少，不能上荣头面、四肢，故面色少华，倦怠乏力；阳气不振，脾虚失运，故神疲食少。舌质淡，苔薄白，脉细弱，均为气血虚弱之征。

治法：补气养血，佐以通乳。

主方：通乳丹（《傅青主女科》）。

2. 肝郁气滞证

证候：产后乳少，甚或全无，乳汁浓稠，乳房胀硬、疼痛；胸胁胀满，情志抑郁，食欲不振；舌质正常，苔薄黄，脉弦或弦数。

证候分析：情志不舒，肝气郁结，气机不畅，乳络受阻，故乳汁少或全无；乳汁壅滞，运行受阻，故乳房胀满而痛，乳汁浓稠；肝经布胁肋，肝气郁结，疏泄不利，故胸胁胀满；肝气不疏，故情志抑郁；肝气犯胃，脾胃受累，故食欲不振。舌质正常，苔薄黄，脉弦或弦数，均为肝郁气滞之征。

治法：疏肝解郁，通络下乳。

主方：下乳涌泉散（《清太医院配方》）。

二、中医护理

1. 起居调护

（1）保持居室清洁安静，空气流畅，温湿度适宜，避免直接吹风，衣服穿着以宽松为宜。

（2）创造有利于哺乳和休息的环境，保持充足的休息与睡眠。

（3）采用正确的哺乳方法，尽早哺乳，按需哺乳，正确哺乳。

（4）指导产妇挤出多余的乳汁。

（5）每次哺乳应让婴儿完全吸吮空一侧乳房后再吸吮另一侧乳房。

（6）常用毛巾和清水擦洗乳头，定时将分泌的乳汁涂抹在乳头上，防止乳头干裂。

2. 饮食调护

（1）加强产后营养，多食高蛋白食物和新鲜蔬菜，多喝汤水，少食肥甘厚味。

（2）气血虚弱者宜食猪蹄、乌鸡、鸡蛋、大枣、桂圆、鲫鱼、乳鸽等，可用猪前蹄或鲫鱼炖黄芪、党参、茯苓、当归、白芍、路路通等。

（3）肝郁气滞者宜食玫瑰花、月季花、丝瓜、佛手、合欢花、萝卜等，可用猪前蹄或鲫鱼炖当归、穿山甲（代）、王不留行、柴胡、通草等。

（4）痰浊阻滞者宜食萝卜、木耳、冬瓜、番茄、山楂等消食健脾之品，可用瘦肉炖白术、砂仁、茯苓、陈皮、党参、路路通等。

3. 情志调护

（1）乳汁的分泌与精神情志因素有密切的关系。

（2）肝藏血，因产时失血，肝血多亏虚，若产后情志不遂，易致肝失疏泄，气机郁滞，乳汁运行受阻而产生缺乳。

（3）哺乳期应加强精神护理，保持精神愉快，心情舒畅，避恼怒，忌忧郁，尽量使心境保持平和，则肝气条达，疏泄有度，乳汁畅行。

4. 用药调护

（1）观察用药后症状缓解的情况和时间，并注意服药后的不良反应。

（2）理气中药多芳香之品，其汤剂不宜久煎。

（3）补益中药可文火久煎。

（4）肝气郁滞者用疏肝解郁、通络行乳的汤药，宜热服。

（5）气血亏虚者，汤药宜热服。

（6）补益药宜早晚空腹温服。

（7）乳房热痛且有肿块者，可用清热解毒、活血化瘀、软坚散结之品外敷。

5. 病时调护

（1）注意观察患者乳汁的排出量、色、质，乳房胀痛程度、性质，乳房软硬度及乳汁下行通畅与否。

（2）观察患者乳房及乳头的情况，是否有乳头伸展性不好、扁平或内陷，如有异常应及时纠正。

6. 中医护理适宜技术

（1）可针刺通乳，取膻中、乳根、少泽、天宗、合谷等穴；或推拿按摩，取乳根、少泽、膻中、期门等穴，患者取仰卧位，以单掌和多指摩擦胸腹数分钟。

（2）气血虚弱者可艾灸膻中、乳根等穴；或用耳穴埋豆疗法，取胸、乳、内分泌、交感、神门、皮质下等穴。

（3）乳房有块者，局部用橘皮煎水外敷。

（4）乳房胀痛者，按摩乳房，挤出乳汁，或用芒硝外敷。

7. 预防调护

（1）孕期做好乳头护理，若乳头凹陷，应经常将乳头向外牵拉，用温水清洁乳头，防止皲裂；注意哺乳期卫生。

（2）保持情绪乐观，心情舒畅。适当活动，保持气血调和。哺乳期用药要慎重，避免有毒副作用的药物通过乳汁进入婴儿体内。

（3）积极鼓励孕妇进行母乳喂养，排除哺乳的顾虑。正确指导哺乳。提倡早期哺乳、按需哺乳，促进乳汁的分泌。不能因产后早期乳房不胀而自行减少或中断哺乳，造成缺乳。每次哺乳前要用温开水清洗乳房、乳头，母亲要洗净手，避免婴儿吮入不洁之物。

（4）产后生活有规律，创造良好的休息环境。加强产后营养，多食富含蛋白质的食物和新鲜蔬菜，多饮汤水。贫血孕妇应及时治疗，以防产后缺乳。

第五节　断奶回乳

回乳也叫"断乳"，是指妇女分娩后婴儿不需要哺喂奶汁时，采取针灸、药物等方法阻断乳汁分泌的一种方法。一般多见于产后妇女，在回乳过程中可伴有乳房胀痛症状。

一般来讲，因哺乳时间已达 10 个月至 1 年而正常断奶者，常可使用自然回乳方法；而因各种疾病或特殊原因，在哺乳时间尚不足 10 个月时断奶者，则多采用药物回乳。正常断奶时，如果奶水过多，自然回乳效果不好时，也可使用药物回乳。

若产妇不欲哺乳，或产妇体质虚弱，或因病不宜授乳，或已到断乳之时，可予回乳。

1. 起居调护

（1）回乳中见乳房胀痛，可以用温热毛巾外敷，并从乳房根部到乳头进行推揉。

（2）乳汁少的女性，只要逐渐减少哺乳次数，乳汁分泌自会渐渐减少而至停止。

（3）减少进食荤性汤水。

2 情志调护

（1）乳汁的分泌与精神情志因素有密切的关系。

（2）若哺乳期情志不遂，易致肝失疏泄，气机郁滞，乳汁运行受阻而产生断乳。

（3）哺乳期应加强精神护理，保持精神愉快，心情舒畅，避恼怒，忌忧郁，尽量使心态平和，则肝气条达，疏泄有度，乳汁畅行。

3. 用药调护

（1）炒麦芽60～120g，水煎代茶饮。

（2）免怀散（《济阴纲目》），用红花、赤芍、当归尾、川牛膝水煎服，连服3～7剂。

4. 中医护理适宜技术

（1）皮硝120g，装于布袋，排空乳汁后，敷于乳部（暴露乳头），扎紧，待湿后更换。

（2）针刺足临泣、光明、悬钟等穴位，两侧交替，每日1次，7日为1个疗程。

第六节　乳痈

乳痈是由热毒侵入乳房所引起的一种急性化脓性疾病。其特点是乳房局部结块，红肿热痛，伴有全身发热，且容易发生"传囊"之变。

乳痈多见于产后哺乳妇女，尤以初产妇多见。好发于产后 3～4 周，也可在孕期，或非哺乳期及非怀孕期发生。发生在哺乳期的称"外吹乳痈"，发生在怀孕期的称"内吹乳痈"，发生在非哺乳期和非怀孕期的称"不乳儿乳痈"，临床上以外吹乳痈多见。

西医学的急性乳腺炎，可参照本节辨证施护。

一、辨证论治

1. 气滞热壅

证候表现：乳汁结块，排乳不畅，皮色不变或微红，肿胀疼痛，伴恶寒发热，周身酸楚，胸闷呕恶，纳差，大便秘结，舌质正常或红，苔薄，脉数。

证候分析：情志不畅，肝气郁积，厥阴肝经失于疏泄，则乳汁结块，排乳不畅；若产后饮食不节，胃中积热，气血运行不畅，乳络阻塞，则肿胀疼痛，皮色不变或微红；肝胃不和，气机不达，则胸闷呕恶，纳差，大便秘结；邪正相争，则恶寒发热，周身酸楚。舌质正常或红，苔薄，脉数，为邪热在表之象。

治法：疏肝清热，通乳消痈。

主方：瓜蒌牛蒡汤加减。

2. 热毒炽盛

证候表现：乳房结块增大，肿痛加重，皮肤焮红灼热，结块变软，有应指感。或切开排脓后引流不畅，红肿热痛不减，有"传囊"现象，伴壮热不退，口渴喜饮，舌红，苔黄腻，脉洪数。

证候分析：邪滞经络，蕴久不散，化热生火，火毒炽盛，则乳房结块增大，肿痛加重，焮红灼热；热盛肉腐成脓，则结块变软，应指明显，或见"传囊"之象。壮热，口渴喜饮，舌红，苔黄腻，脉洪数，均为热毒炽盛之象。

治法：清热解毒，透脓消肿。

主方：透脓散合五味消毒饮加减。

3. 正虚毒恋

证候表现：溃脓后乳房肿痛虽轻，但疮口脓水清稀不尽，愈合缓慢或形成乳漏，伴全身乏力，面色少华，或低热不退，纳差，舌淡，苔薄，脉弱无力。

证候分析：病至后期，毒随脓泄，则肿痛减轻；正气亏虚，则脓水清稀不尽，愈合缓慢或形成乳漏；体内正虚邪恋，或余毒未尽，则低热不退，全身乏力；气血亏虚不能上达头面，则面色少华，纳差。舌淡苔薄，脉弱无力，皆为气血双亏，失于濡养之象。

治法：益气补血，和营托毒。

主方：托里消毒散加减。

二、中医护理

1. 起居调护

病室宜安静，光线柔和，温湿度适宜，定期通风，保持室内空气新鲜。产妇产后常因气虚汗出过多，故应经常淋浴，及时更换内衣，并注意避免外邪侵袭。保持乳房及乳头清洁，协助患者按需哺乳，哺乳后排空剩余乳汁；高热或脓肿形成时停止哺乳。使用三角巾或宽松的胸罩托起患乳，减少上肢活动。

2. 饮食调护

饮食以清淡、有营养、易消化为佳，多饮水，多食蔬菜水果、豆制品、瘦肉、鸡蛋等，忌食肥甘厚味及生冷、辛辣之品。气滞热壅证宜食用疏肝清热、通乳消痈的食品，如白萝卜、白菜等，食疗方可选用萝卜丝汤；热毒炽盛证宜食用清热解毒、透脓消肿的食品，如鲜蒲公英、鲜藕、绿豆等，食疗方可选用蒲公英薄荷饮；正虚毒恋证宜食用益气补血、和营

第六章·产后病

101

托毒的食品，如鸡蛋、鱼肉、动物肝脏、豆制品、牛奶等，食疗方可选用黄芪粥、黑鱼山药汤、当归牛肉汤等以补益气血。

3. 情志调护

乳痈患者多因产后气血不足，体质虚弱，加之患部疼痛，不能正常授乳而情绪急躁，要注意调节患者的情绪，消除其焦虑情况。特别是严重感染或脓肿形成者，应劝导患者解除烦恼，注意情志调理，避免肝气郁积而影响泌乳和排乳。

4. 用药调护

局部给予清热解毒、消肿止痛类中草药外敷。局部红、肿、热、痛严重者，可服中药回乳。内服中药汤剂宜温服，热毒炽盛者宜凉服。乳痈初期可用金黄散或玉露散以冷开水或醋调敷；或用金黄膏或玉露膏敷贴；或用鲜野菊花、鲜蒲公英、鲜地丁草、仙人掌（去刺）等洗净、捣烂外敷；或用20%芒硝溶液湿敷；或用大黄、芒硝各等份研末，适量凡士林调敷。外敷药物如引起过敏反应，即应停用，并青黛散用香油调敷局部。成脓期外敷药时应暴露乳头，保持乳汁分泌通畅，尽量减少上肢活动，用乳罩托起患乳，避免牵拉，使脓液畅流，防止袋脓。溃脓期应及时更换敷料，保持疮周皮肤清洁。

5. 病时调护

观察乳房皮肤的色泽、温度、乳房肿块的大小范围、波动感、疼痛性质和程度及溃后脓出是否通畅，是否"袋脓"或"传囊"，溃后脓液的量、色、质、气味及观察有无乳汁郁积、疮口有无溢乳；观察有无发热，是否伴有胸闷头痛、恶心呕吐及同侧腋窝淋巴结是否肿大，有无压痛等情况，以判断证候类型及预测疾病的发展，便于治疗。

6. 中医护理适宜技术

（1）初起：皮肤焮红灼热者，宜玉露散或金黄散外敷；或用鲜菊花叶、鲜蒲公英、仙人掌去刺、捣烂外敷；亦可用50%芒硝溶液湿敷。皮色微红或不红者，宜冲和膏外敷；有肿块者，改用太乙膏掺红灵丹外贴。

（2）成脓：宜切开排脓。切口呈放射状，以免损伤乳络；切口位置宜取低位，以免形成袋脓。若脓肿小而浅者，可用针穿刺抽脓或用火针放脓。

（3）溃后：八二丹或九一丹药线引流，外敷金黄膏。待脓净，仅有黄稠滋水时，改用生肌散收口。如有袋脓现象，可在脓腔下方用垫棉法加压，以免脓液滞留。如有乳汁从疮口流出，可用垫棉法束紧患侧乳房，促使收口；若成传囊乳痈，可在疮口一侧用垫棉法加压，如无效则另作一切口以便引流。形成乳房窦道者，先用七三丹药捻插入窦道腐蚀管壁，脓净改用生肌散、红油膏盖贴，直至愈合。

7. 预防调护

（1）做好妊娠期乳房护理，可经常做提拉运动，以纠正乳头凹陷。从孕期开始佩戴乳罩，使其托起而不压迫乳房。怀孕6个月后，用木梳沿乳腺导管方向梳理，可预防乳痈。

（2）乳母宜心情舒畅，情绪稳定。饮食宜清淡，富有营养，少食肥甘厚腻之品；忌食辛辣炙煿之物。

（3）按需哺乳，哺乳后要排空剩余乳汁。哺乳后用胸罩将乳房托起，切勿让婴儿含乳头睡觉。身体其他部位有化脓感染时，或乳儿有口疮等口腔疾患时，应及时治疗。

（4）若有乳头擦伤、皲裂，可外搽蛋黄油或麻油，并停止哺乳，改用吸乳器排乳。断乳时应先逐渐减少哺乳的时间和次数，再断乳。断乳前可用生麦芽、生山楂煎汤代茶饮，并用皮硝装入纱布袋中外敷。

第七节　产后自汗、盗汗

产妇于产后涔涔汗出，持续不止，动则益甚者，称为"产后自汗"；

若寐中汗出湿衣，醒来自止者，为"产后盗汗"，统称为产后汗证。

一、辨证论治

1. 气虚证

主要证候：产后汗出过多，不能自止，动则加剧；时有恶风身冷，气短懒言，面色白，倦怠乏力；舌质淡，苔薄白，脉细弱。

证候分析：产后伤血，气随血耗，腠理不密，卫阳不固，故自汗、恶风；动则耗气，故动则汗出加剧；气虚阳衰，故气短懒言、面色白、倦怠乏力。舌质淡，苔薄白，脉细弱，均为气虚之象。

治法：益气固表，和营止汗。

方药：黄芪汤（《济阴纲目》）。

2. 阴虚证

主要证候：产后睡中汗出，甚则湿透衣衫，醒后即止；面色潮红，头晕耳鸣，口燥咽干，渴不思饮；或五心烦热，腰膝酸软；舌质红，苔少，脉细数。

证候分析：因产伤血，营阴耗损，阴虚生内热，热迫汗出，故产后睡中汗出，甚则湿透衣衫；醒后阳出于阴，卫表得固，故汗出可止；阴虚阳浮于上，故面色潮红，头晕耳鸣；虚热灼阴，津不上乘，故口燥咽干，渴不思饮；五心烦热、腰膝酸软为阴虚及肝肾所致。舌质红，苔少，脉细数，均为阴虚内热之征。

治法：益气养阴，生津敛汗。

方药：生脉散（见"妊娠恶阻"）加煅牡蛎、浮小麦、山茱萸、糯稻根。

二、中医护理

饮食护理

（1）气虚产后自汗

黄芪羊肉汤

原料：黄芪 15g，羊肉 90g，桂圆肉 10g，怀山药 15g。

制作与服法：将羊肉用沸水稍煮片刻，捞出后即用冷水浸泡，以除膻味；用砂锅将水煮开，放入羊肉和三味药同煮汤，熟时调味，可饮汤吃肉。

功能：补气固表，适用于气虚产后自汗。

（2）阴虚产后盗汗

①贝母甲鱼

原料：甲鱼 1 只，川贝母 5g，鸡清汤 1000g。

制作与服法：将甲鱼切块，放蒸钵中，加入贝母、盐、料酒、花椒、姜、葱，上笼蒸 1 小时。趁热佐餐服食。

功能：养阴清热，适用于阴虚产后盗汗。

②小麦糯米粥

原料：小麦仁 60g，糯米 30g，大枣 15 枚，白糖少许。

制作与服法：将前三味洗净，共煮作粥，入白糖令溶。每日 2 次服用。

功能：养阴益气，适用于阴虚之产后盗汗。

第八节　产后情志异常

产妇在产褥期出现精神抑郁、沉默寡言、情绪低落，或心烦不安、失眠多梦，或神志错乱、狂言妄语等症者，称为"产后情志异常"，通常在产后 2 周出现症状。西医学的产褥期抑郁症，可参照本病辨证治疗。

一、辨证论治

1. 心血不足证

主要证候：产后精神抑郁，沉默寡言，情绪低落，悲伤欲哭，心神不宁，失眠多梦，健忘心悸，恶露量多；神疲乏力，面色苍白或萎黄；舌质淡，苔薄白，脉细弱。

证候分析：产后失血过多，或思虑太过，所思不遂，心血暗耗，心失所养，神明不守，血虚不能养神，神不足则悲，故产后精神抑郁，沉默寡言，情绪低落，悲伤欲哭，心神不宁，失眠多梦，健忘心悸；血虚气弱，肌肤失养，故神疲乏力，面色苍白或萎黄。舌质淡，苔薄白，脉细弱，均为血虚之征。

治法：养血滋阴，补心安神。

方药：天王补心丹（见"绝经前后诸证"）。

2. 肝气郁结证

主要证候：产后心情抑郁，或心烦易怒，心神不安，夜不入寐，或噩梦纷纭，惊恐易醒；恶露量或多或少，色紫黯，有血块；胸胁、乳房胀痛，善太息；舌淡红，苔薄，脉弦或弦细。

证候分析：素性忧郁，产后复因情志所伤，肝郁胆虚，魂不归藏，故心神不安，夜不入寐，或噩梦多而易惊醒；肝郁气滞，气机失畅，故胸胁、乳房胀痛，善太息；肝郁化火，则心烦易怒；肝气郁结，疏泄失调，故恶露量或多或少，色紫黯，有血块。舌淡红，苔薄，脉弦或弦细，为肝郁之象。

治法：疏肝解郁，镇静安神。

方药：逍遥散（见"月经先后无定期"）加首乌藤（夜交藤）、合欢皮、磁石、柏子仁。

3. 血瘀证

主要证候：产后抑郁寡欢，默默不语，神思恍惚，失眠多梦；或神志错乱，狂言妄语，如见鬼神，喜怒无常，哭笑不休；恶露不下，或下而不畅，色紫黯，有血块，小腹疼痛，拒按，面色晦黯；舌质紫黯，有瘀斑，苔白，脉弦或涩。

证候分析：产后气血虚弱，劳倦过度，气血运行无力，血滞成瘀，或情志所伤，气滞血瘀，或胞宫内败血停滞，瘀血上攻，闭于心窍，神明失常，故产后抑郁寡欢，默默不语，失眠多梦，神思恍惚；败血成瘀，瘀攻于心，心神失常，故神志错乱，狂言妄语，如见鬼神，喜怒无常，哭笑不休；瘀血内阻，"不通则痛"，故恶露不下，或下而不畅，色紫黯，有血块，小腹疼痛，拒按。面色晦黯及舌脉，均为血瘀之征。

治法：活血化瘀，镇静安神。

方药：癫狂梦醒汤（《医林改错》）加龙骨、牡蛎、酸枣仁。

二、中医护理

1. 起居调护

（1）改善分娩环境，建立家庭化分娩室，以替代以往封闭式的产房，创造安静、舒适的产后环境，临产后由丈夫或其他亲人陪伴，可减少其并发症及心理异常的发生。

（2）加强护理工作的效率，治疗、护理时间要相对集中，减少不必要的打扰，落实陪伴制度，特别是亲朋好友的探视；减少各种精神刺激，尤其是敏感问题，避免过度的困乏直接影响产母的情绪。

（3）保持良好的健康习惯，适度锻炼身体，带着孩子到户外活动、散散步，呼吸新鲜的空气，保持积极向上的心态。

2. 饮食调护

根据病情提供高热量、易消化的食物，如西芹虾仁、香菇豆腐、桃仁鸡丁等，还可根据患者的习惯提供家庭式饭菜，增加食欲并注意饮食卫生，创造洁净的饮食环境。

3. 情志调护

（1）建立良好、融洽的家庭环境氛围，给予患者足够的社会支持和重视。了解患者的心理状态和个性特征，设身处地为患者着想，循循善诱，缓解其精神压力。必要时配合使用其他心理治疗方法。

（2）引导产妇诉说心理问题并耐心倾听，做好心理疏导工作，解除产妇不良的社会、心理因素，减轻产妇的心理负担。关心、体贴产妇，加强与产妇的沟通，取得其信任，缓解其焦虑情绪。

4. 用药调护

（1）天王补心丹，每次1丸，每日2次，口服。适用于心血不足证。

（2）逍遥丸，每次1丸，每日2次，口服；或水丸，每次6～9g，每日1～2次，口服。适用于肝气郁结证。

5. 病时调护

（1）加强孕期保健，重视孕妇心理卫生的咨询与指导，对不良个性、既往有结核（PPD）史或家族史、筛查出有精神症状的高危孕妇进行监测和必要的干预。

（2）指导、帮助产妇进行母乳喂养、照顾婴儿，使产妇逐步适应母亲的角色，增强产妇的自信心。

（3）做好基础护理工作，使产妇感到舒适，缓解其躯体症状，并指导产妇养成良好的睡眠习惯。

（4）做好出院指导，并定期随访，提供心理咨询，解决产妇的心理问题。

6. 中医护理适宜技术

（1）取肝俞、肾俞、关元、气海、三阴交等穴，用针刺补法并加艾灸。适用于心血不足证。

（2）取肝俞、心俞、内关、神门、三阴交等穴，用针刺泻法。适用于肝气郁结证。

7.预防调护

减少精神紧张，进行产前产后培训。

第一节 不孕症

女子未避孕，性生活正常，与配偶同居 1 年而未孕者，称为不孕症。从未妊娠者为原发性不孕，《备急千金要方》称为"全不产"；曾经有过妊娠，继而未避孕 1 年以上未孕者为继发性不孕，《备急千金要方》称为"断绪"。

西医学不孕症女方因素多由排卵障碍、输卵管因素、子宫、阴道、外阴等所致，其他如免疫因素、男方因素、不明原因等也可参照本病辨证治疗。

一、辨证论治

1. 肾虚证

（1）肾气虚证

主要证候：婚久不孕，月经不调或停闭，量多或少，色淡黯、质稀；腰酸膝软，头晕耳鸣，精神疲倦，小便清长；舌淡，苔薄白，脉沉细，两尺尤甚。

证候分析：肾气不足，冲任虚衰，不能摄精成孕，而致不孕；冲任不调，血海失司，故月经不调或停闭，量或多或少；肾主骨生髓，腰为肾之府，肾虚则腰酸膝软，精神疲倦；肾开窍于耳，脑为髓海，髓海不足，则头晕耳鸣；气化失常，则小便清长，经色淡黯、质稀。舌淡，苔薄白，脉沉细，均为肾气虚之象。

治法：补益肾气，调补冲任。

方药：毓麟珠（《景岳全书》）。

（2）肾阳虚证

主要证候：婚久不孕，初潮延迟，月经后期，量少，色淡质稀，甚至停闭，带下量多，清稀如水；腰膝酸冷，性欲淡漠，面色晦黯，大便溏薄，小便清长；舌淡，苔白，脉沉迟。

证候分析：肾阳不足，冲任虚寒，胞宫失煦，故婚久不孕；阳虚内寒，天癸迟至，冲任血海空虚，故初潮延迟，月经后期，甚至闭经；阳虚水泛，湿注任带，故带下量多，清稀如水；肾阳虚外府失煦，则腰膝酸冷，火衰则性欲淡漠；火不暖土，脾阳不足，则大便溏薄；膀胱失约，则小便清长；肾阳虚衰，血失温养，脉络拘急，血行不畅，则面色晦黯，经少、色淡、质稀。舌淡，苔白，脉沉迟，均为肾阳虚之象。

治法：温肾助阳，调补冲任。

方药：温胞饮（《傅青主女科》）。

（3）肾阴虚证

主要证候：婚久不孕，月经先期，量少，色红质稠，甚或闭经，或带下量少，阴中干涩；腰酸膝软，头晕耳鸣，形体消瘦，五心烦热，失眠多梦；舌淡或舌红，少苔，脉细或细数。

证候分析：肾阴亏虚，冲任血海匮乏，胞宫失养，故致不孕；精血不足，则月经量少，甚或闭经；阴虚内热，热迫血行，故月经先期；血少津亏，阴液不充，任带失养，阴窍失濡，故带下量少，阴中干涩；腰为肾之府，肾虚则腰膝酸软；阴虚血少，清窍失荣，血不养心，故头晕耳鸣，失眠多梦；阴虚火旺，故形体消瘦，五心烦热，经色红、质稠。舌淡或舌红，少苔，脉细或细数，均为肾阴虚之象。

治法：滋肾养血，调补冲任。

方药：养精种玉汤（《傅青主女科》）。

2.肝气郁结证

主要证候：婚久不孕，月经周期先后不定，量或多或少，色黯，有血块，经行腹痛，或经前胸胁、乳房胀痛；情志抑郁，或烦躁易怒；舌淡红，苔薄白，脉弦。

证候分析：肝气郁结，疏泄失常，冲任失和，故婚久不孕；气机不畅，血海蓄溢失常，故月经周期先后不定，量或多或少；气郁血滞，则经色黯，有血块；足厥阴肝经循少腹布胁肋，肝失条达，经脉不利，故经前胸胁、乳房胀痛；肝郁气滞，血行不畅，"不通则痛"，故经行腹痛；情绪不畅，郁久化火，故情志抑郁，或烦躁易怒。舌淡红，苔薄白，脉弦，均为肝郁之象。

治法：疏肝解郁，理血调经。

方药：开郁种玉汤《（傅青主女科》）。

3. 痰湿内阻证

主要证候：婚久不孕，月经后期，甚或闭经，带下量多，色白质黏；形体肥胖，胸闷呕恶，心悸头晕；舌淡胖，苔白腻，脉滑。

证候分析：素体脾虚，聚湿成痰，或肥胖之体，躯脂满溢，痰湿内盛，壅滞冲任，故婚久不孕；痰阻冲任、胞宫，气机不畅，故月经后期，甚或闭经；湿浊下注，则带下量多，质黏稠；痰浊内阻，饮停心下，清阳不升，则胸闷呕恶，头晕心悸。舌淡胖，苔白腻，脉滑，均为痰湿内停之象。

治法：燥湿化痰，理气调经。
方药：苍附导痰丸。

4. 瘀滞胞宫证

主要证候：婚久不孕，月经后期，量或多或少，色紫黑，有血块，可伴痛经；平素小腹或少腹疼痛，或肛门坠胀不适；舌质紫黯，边有瘀点，脉弦涩。

证候分析：瘀血内停，冲任阻滞，胞脉不通，故致不孕；冲任气血不畅，血海不能按时满溢，故月经周期延后，量少，色紫黑；瘀阻冲任，血不归经，则月经量多，有血块；血瘀气滞，"不通则痛"，故经行腹痛，或小腹、少腹疼痛，肛门坠胀不适。舌质紫黯，边有瘀点，脉弦涩，均为血瘀之象。

治法：活血化瘀，止痛调经。

方药：少腹逐瘀汤（见"痛经"）。

二、中医护理

1. 起居调护

注意增强体质以保持健康，纠正贫血和营养不良状态，积极治疗各种内科疾病，针对检查结果作相应治疗。

2. 饮食调护

饮食宜清淡而有营养，多食新鲜蔬菜水果，注意荤素搭配。

3. 情志调护

由于封建意识的影响，不孕夫妇承受着来自家庭及社会的巨大压力，甚至家庭破裂的痛苦，常表现出自卑、无助或对生活的绝望。因此，要耐心倾听，给予他们一定的心理疏导和支持，使他们能够正确地对待生活、生育，缓解紧张情绪，以提高生活质量；或使大脑皮层功能紊乱所致的排卵异常得到纠正而受孕。部分女性久婚不孕，多方治疗无效，整日闷闷不乐，一旦收养一个孩子，思想包袱解除，心态平和精神舒缓后，不久便怀孕了。这是因为女性排卵会受到精神因素的影响，若情绪压抑、精神紧张，会导致女性内分泌紊乱，排卵受到抑制，如若精神压力得以缓解，则又会恢复排卵。所以，不孕女性不要忧虑重重，要心平气和，保持乐观，这是怀孕的基本条件之一。

4. 用药调护

（1）滋肾育胎丸，每次 5g，每日 3 次，口服。适用于脾肾两虚证。

（2）右归丸，每次 1 丸，每日 3 次，口服。适用于肾阳虚证。

（3）坤泰胶囊，每次 6g，每日 2 次，口服。适用于心肾不交证。

（4）逍遥丸，每次 9g，每日 2 次，口服。适用于肝气郁结证。

（5）定坤丹，每次 3.5～7g，每日 2 次，口服。适用于气血不足证。

（6）少腹逐瘀丸，每次 1 丸，每日 2 次，口服。适用于瘀滞胞宫证。

5. 病时调护

（1）美国密西西比医学中心大学研究发现，女性体重低于标准体重的 2.3～4.5kg，即有可能引起不孕。所以，女性在备孕期间一定要注意营养搭配，以维持适当的体重。

（2）法国妇产科专家贝茨和其他教授研究发现，过度颠簸会影响激素的产生，女子每周平均跑动 48 公里以上者，月经周期和排卵的规律就会发生变化，可能影响受孕。因此，在受孕期间，女性要减少剧烈活动。

6. 中医护理适宜技术

对排卵障碍所致不孕症，应用针灸促进卵泡发育及排卵。体针取关元、中极、三阴交、子宫、气海、足三里等穴，随证加减；灸法以艾灸为主，取神阙、关元等为主穴。

另外，中药外敷热熨、肛门导入、穴位离子导入及导管介入等疗法，对输卵管性不孕有较好疗效，临证多以内治与外治法联合应用。

7. 预防调护

对于不明原因引起的不孕，自然受孕的远期预后目前尚没有研究资料，现有的研究多为短期观察，长期观察的结果可能证明预后是很好的。当不明原因引起不孕的夫妇来咨询时，重要的是告知他们不经治疗也可能有较高的妊娠成功概率。对这种不经治疗妊娠率基线的评估，临床试验发现，不明原因不孕的夫妇被分至对照组（不治疗），每月有 3%～4% 的妊娠率。当不孕夫妇咨询时一般希望能直接治疗，诊断为不明原因的不孕，并不是不育的判决，应该打消他们的疑虑。不明原因的不孕，自然妊娠的可能性很大程度上依赖于女方的年龄、不孕持续时间和既往妊娠史。多年来，不同人群证实，不孕与年龄呈负相关，自然妊娠的成功率随着年龄增加而下降，并且当女性近 39～40 岁时加速下降。因此，对不明原因不孕的治疗，年轻的女性会比年龄大的女性有较高的累积妊娠率。妊娠的可能性也会随着不孕持续时间而下降，这可能是由于年龄和生育能力的限制。既往妊娠史也很重要，继发性不孕的夫妇比原发性不孕的夫妇有较高的自然妊娠概率。

第二节　多囊卵巢综合征

多囊卵巢综合征是青春期及育龄期女性最常见的妇科内分泌疾病之一，以持续无排卵、雄激素过多和胰岛素抵抗为主要特征，并伴有生殖功能障碍及糖脂代谢异常。临床表现有月经紊乱、肥胖、多毛、痤疮、黑棘皮、不孕及孕后流产等。中医学无此病名，根据其临床特征及表现，归属于"不孕""月经过少""月经后期""闭经""癥瘕"等范畴。

一、辨证论治

1. 肾虚证

（1）肾阴虚

主要证候：月经初潮迟至，月经后期，量少，色淡质稀，渐至闭经，或月经延长，崩漏不止；婚久不孕，形体瘦小，面额痤疮，唇周细须显现，头晕耳鸣，腰膝酸软，手足心热，便秘溲黄；舌质红，少苔或无苔，脉细数。

证候分析：肾阴亏虚，精血不足，冲任亏虚，则天癸延迟不至，月经后期或量少，甚则闭经，亦不能凝精成孕；肾虚精亏血少，不能上荣清窍则头晕耳鸣，内不荣脏腑则腰膝酸软，手足心热，便秘溲黄。舌质红，少苔或无苔，脉细数，均为阴虚内热之象。

治法：滋肾填精，调经助孕。

方药：左归丸（见"崩漏"）去川牛膝。

（2）肾阳虚

主要证候：月经初潮迟至，月经后期，量少，色淡，质稀，渐至闭经，或月经周期紊乱，经量多或淋漓不尽；婚久不孕，形体较胖，腰痛时作，头晕耳鸣，面额痤疮，毛发浓密，小便清长，大便时溏；舌淡，苔白，脉沉弱。

证候分析：禀赋素弱，肾阳不足，天癸至而不盛，血海不满，则经行量少；腰为肾之外府，肾阳不足，外府失荣，则腰痛时作；膀胱失于温煦，气化不利，则小便清长，大便时溏。舌淡，苔白，脉沉弱，均为肾阳虚之征。

治法：温肾助阳，调经助孕。

方药：右归丸（见"崩漏"）去肉桂，加补骨脂、淫羊藿。

2. 脾虚痰湿证

主要证候：月经后期，量少色淡，或月经稀发，甚则闭经，形体肥胖，多毛；头晕胸闷，喉间多痰，肢倦神疲，脘腹胀闷；带下量多，婚久不孕；舌体胖大，色淡，苔厚腻，脉沉滑。

证候分析：痰湿脂膜阻滞于冲任，气血运行受阻，血海不能按时满盈，则月经后期、量少，甚则闭经；痰湿内阻胞宫，则不能摄精成孕；脾虚痰湿不化，下注冲任，则带下量多；痰湿内困，清阳不升，浊阴不降，则头晕胸闷，喉间多痰；痰湿溢于肌肤，则形体肥胖；痰湿留滞于经髓，则肢倦神疲。舌体胖大，色淡，苔厚腻，脉沉滑，均为痰湿内盛之象。

治法：化痰除湿，通络调经。

方药：苍附导痰丸。

3. 气滞血瘀证

主要证候：月经后期量少或数月不行，经行有块，甚则经闭不孕；精神抑郁，烦躁易怒，胸胁胀满，乳房胀痛；舌质黯红或有瘀点、瘀斑，脉沉弦涩。

证候分析：情志内伤，或外邪内侵，气机郁结，冲任气血郁滞，经行不畅，则月经后期，量少有血块，或经闭不孕；情志伤肝，肝失条达，气机郁滞，则精神抑郁，心烦易怒，胸胁胀满，乳房胀痛。舌质黯红或有瘀点、瘀斑，脉沉弦涩，均为气滞血瘀之象。

治法：理气活血，祛瘀通经。

方药：膈下逐瘀汤（见"闭经"）。

4. 肝郁化火证

主要证候：月经稀发、量少，甚则经闭不行，或月经紊乱，崩漏淋漓；毛发浓密，面部痤疮，经前胸胁、乳房胀痛，肢体肿胀，大便秘结，小便黄，带下量多，外阴时痒；舌红，苔黄厚，脉沉弦或弦数。

证候分析：肝气郁结，疏泄无度，则月经或先或后，或淋漓不止，或经闭不行；肝气郁结日盛，不得发散，则经前胸胁、乳房、肢体肿胀；肝热内盛，则面生痤疮，便秘，小便黄。舌红，苔黄厚，脉沉弦或弦数，均为肝郁化火之征。

治法：疏肝理气，泻火调经。

方药：丹栀逍遥散。

二、中医护理

1. 起居调护

一般疗法，加强锻炼，控制体重，体重下降10kg可使胰岛素水平降低40%，降低睾酮水平3.5%，并有可能恢复排卵；调整饮食，避免服用高雄激素制剂或食品，饮食清淡，戒除烟酒；起居有节；调畅情志。

2. 饮食调护

多囊卵巢综合征食疗方：①当归30g，黄芪30g，生姜65g，羊肉250g。

将羊肉切块，生姜切丝，当归、黄芪用纱布包好，同放瓦锅内加入水适量，炖至烂熟，去药渣，调味服食。每天1次，每月连服3～5天。②北黄芪30g，枸杞子30g，乳鸽1只。将乳鸽洗净，黄芪布包，同放炖盅内加水适量，隔水炖熟，调味后饮汤食肉。隔天炖服1次，每月连服4～5次。

3. 情志调护

多囊卵巢综合征其临床表现的特殊性，使患者常常处于自卑压抑的负面情绪之下，而育龄女性可能仍需面对不孕的痛苦。女子以肝为先天，情志变化在女性生理病理中占有重要的地位，不论是病期还是恢复期，患者均应保持乐观积极的态度，配合治疗，将情绪对疾病可能带来的负面影响降到最低，将治疗的效果发挥到最大。

4. 用药调护

（1）肥胖与胰岛素抵抗：增加运动以减轻体重，纠正由肥胖而加剧的内分泌代谢紊乱，减轻胰岛素抵抗和高胰岛素血症，使 IGF-1 降低，IGF BP-1 增加，同时 SHBG 增多，使游离雄激素水平下降。减轻体重可使部分肥胖型 PCOS 者恢复排卵，并可预防2型糖尿病及心血管疾病的发生。二甲双胍 1.5～2.5g/日，伴或不伴有糖尿病者均可使用，能有效降低体重，改善胰岛素敏感性，降低胰岛素水平，使毛发减少甚至可恢复月经（25%）与排卵。由于肥胖和胰岛素抵抗是 PCOS 的主要病因，故凡可减轻体重与增加胰岛素敏感性的药物均可治疗本综合征。近年来，已有很多有关胰岛素增敏剂（insulin sensitizing agents）的治疗报道。噻唑烷酮（thiazolidone）为一类口服胰岛素增敏剂，主要用于治疗糖尿病，如曲格列酮（troglitazone）可明显减轻 PCOS 患者的高胰岛素血症和高雄激素血症，并有助于诱导排卵。Ciotta 等报道，胰岛素增敏剂可明显降低血 LH、雄激素水平，抑制胰岛素分泌，升高 SHBG 浓度，并可长期使用，胰岛素增敏剂可能更适用于高胰岛素血症的 PCOS 患者。

（2）药物诱导排卵

①氯米芬：是 PCOS 的首选药物，排卵率为 60%～80%，妊娠率

30%～50%。氯米芬与下丘脑–垂体水平的内源性雌激素竞争受体，抑制雌激素负反馈，增加GnRH分泌的脉冲频率，从而调整LH与FSH的分泌比率。氯米芬也直接促使卵巢合成和分泌雌激素。于自然月经周期或撤药性子宫出血的第5天开始，每天口服50mg，连续5次为1个疗程，常于服药的3～10天（平均7天）排卵，多数在3～4个疗程妊娠。若经3个治疗周期仍无排卵者，可将剂量递增至每天100～150mg，体重较轻者可考虑减少起始用量（25mg/日）。服用本药后，可能出现卵巢因过度刺激而增大（13.6%）、血管舒张而有阵热感（10.4%）、腹部不适（5.5%）、视力模糊（1.5%）或皮疹和轻度脱发等副作用。

治疗期间需记录月经周期的基础体温，监视排卵，或测定血清孕酮、雌二醇，以证实有无排卵，指导下次疗程剂量的调整。若经氯米芬治疗6～12个月仍无排卵或受孕者，可给予氯米芬加人绒毛膜促性腺激素（hCG），或糖皮质激素、溴隐亭治疗，或用HMG、FSH、GnRH等治疗。

②氯米芬与hCG合用：停用氯米芬后第7天加用HCG2000～5000U，肌内注射。

③糖皮质激素与氯米芬合用：肾上腺皮质激素的作用是基于它可抑制来自卵巢或肾上腺分泌的过多雄激素，通常选用地塞米松或泼尼松。泼尼松每天用量为7.5～10mg，2个月内有效率为35.7%，闭经无排卵者的卵巢功能得到一定恢复。用氯米芬诱发排卵无效时，可在治疗周期中同时加服地塞米松0.5mg，每晚服2.0mg，共10天，以改善氯米芬或垂体对促性腺激素的治疗反应，提高排卵率和妊娠率。

④尿促性素（HMG）：主要用于内源性垂体促性腺激素与雌激素分泌减少的患者。尿促性素（HMG）是从绝经期女性尿中纯化的提取物，内含FSH与LH，两者比例为1∶1，每安瓿含FSH和LH各75U。尿促性素（HMG）被视为治疗无排卵性不孕的备选诱发排卵药物，因其副作用较多，诱发卵巢过度刺激综合征（OHSS）的危险性较大。一般开始每天肌内注射HMG 1安瓿，3～4天，如血清雌二醇水平逐渐增加，则继续用药，若雌二醇水平不上升，可再增加0.5～1安瓿，3天后再根据情况调整用量。当尿雌激素水平达50～100μg/24h，或血清雌二醇在500～1000pg/mL时，

或卵巢增大明显者，应停药。HCG 的治疗剂量应因人及治疗周期而异，并备有严密的卵泡成熟监测措施，防止发生卵巢过度刺激综合征（OHSS）。

⑤促性腺激素释放激素（GnRH）：GnRH 可促进垂体的 FSH 和 LH 释放，但长期应用可使垂体细胞的 GnRH 受体不敏感，导致促性腺激素减少，从而减少卵巢性激素的合成。其作用可逆，开始对垂体的 FSH、LH 和卵巢的性激素起兴奋作用，14 天后下降至正常水平，28 天达去势水平。临床上，可用 GnRH-α 150 礦，每天皮下注射 1 次，从卵泡期开始，或从上一周期的黄体期（第 21 天）开始，待性激素达到去势水平后，再用绒促性素（HCG）诱发排卵，剂量同前。这样可以避免月经周期中的 LH 峰出现过早而造成卵泡黄素化。但由于 GnRH-α 价值昂贵、用量大，临床应用受到限制。

⑥FSH：FSH 有纯化和重组人促卵泡激素（rhFSH）2 种。FSH 是多囊卵巢较理想的治疗制剂，但价格昂贵，并可能引起 OHSS。应用过程中必须严密监测卵巢变化。剂量以 75U 较安全。FSH 也可与 GnRH-α 联合应用，以提高排卵成功率。

⑦溴隐亭：适用于伴有高 PRL 的 ICOS 患者，初始剂量 1.25mg，2 次／日，可逐渐增加到 2.5mg，2～3 次／日，餐后服用。

5. 病时调护

（1）双侧卵巢楔形切除：适用于血睾酮升高、双侧卵巢增大而 DHEA、PRL 正常（提示主要病因在卵巢）者，切除部分卵巢，去除卵巢产生过多的雄激素，可纠正下丘脑－垂体－卵巢轴的调节紊乱，但切除的部位和切除的组织量与疗效有关，有效率不等。妊娠率为 50%～60%。术后复发率高，如并发盆腔粘连，则不利于妊娠。腹腔镜下行卵巢烧灼术或切除术亦可收到一定效果。

（2）多毛症治疗：可定期剪去或涂以"脱发剂"，切忌拔除，以防刺激毛囊过度生长，亦可作电蚀治疗或应用抑制雄激素药物治疗。

①口服避孕药：以雌激素为主的雌、孕激素复合片较理想，可抑制 LH 分泌，降低血睾酮、雄烯二酮和 DHEAS，增加性激素结合球蛋白浓度。

②孕激素：有弱的抗雄激素和轻度抑制促性腺激素分泌的作用，可降低睾酮和 17- 酮类固醇的水平。以甲羟孕酮（安宫黄体酮）较常用。一般用 6 ～ 8mg/ 日，口服。此外，醋酸酯环丙孕酮属高效孕酮，有较强抗雄激素作用。常与炔雌酮同服。

③ GnRH-α：在月经周期的第 1 ～ 5 天开始使用，现已有经皮吸入、皮下和肌内注射等多种制剂可供选用。同时加服炔雌酮，可避免用药后雌激素所致的不良反应。

④地塞米松：适用于肾上腺来源的高雄激素血症，0.25 ～ 0.5mg/ 日。每晚口服。

⑤螺内酯（安体舒通）：通过阻止睾酮与毛囊的受体结合，也可通过抑制 17α- 羟化酶而干扰卵巢雄激素的合成。每天口服 50mg，可使患者的毛发生长减少，毛发变细。高雄激素血症伴无排卵的月经失调者可于月经的第 5 ～ 21 天，每天口服 20mg，可使部分患者月经周期及排卵恢复。

6. 中医护理适宜技术

（1）体针：取关元、中极、子宫、三阴交等穴。
（2）艾灸：取关元、子宫、三阴交、足三里、脾俞、丰隆等穴。
（3）耳针：取肾、肾上腺、内分泌、卵巢、神门等穴。

7. 预防调护

早期诊断，早期治疗，注意随访观察，积极防治并发的肿瘤及心血管疾病。

第三节　乳癖

乳癖是一种乳腺组织既非炎症也非肿瘤的良性增生性疾病。其特点为单侧或双侧乳房疼痛并出现肿块，肿块大小不等，形态不一，边界不清，质地不硬，活动度好。

　　本病好发于 25～45 岁的中青年女性，乳房肿块和疼痛与月经周期及情志变化密切相关，是临床最常见的乳房疾病，其发病率占乳房疾病的首位。根据研究资料发现，本病有一定的癌变风险，尤其是有乳癌家族史的患者，更应引起重视。

　　西医学的乳腺增生症，可参照本节辨证施护。

一、辨证论治

1. 肝郁痰凝

　　证候表现：多见于青壮年女性或病程较短者，乳房肿块随喜怒消长，质韧不坚，胀痛或刺痛，伴胸闷胁胀，善郁易怒，失眠多梦，心烦口苦，苔黄腻，脉滑数。

　　证候分析：情志内伤，肝郁气滞，或肝病犯脾，脾失健运，痰湿内结，阻于乳络，则乳房胀痛，气滞则血瘀，故见刺痛，肿块质韧不坚，随喜怒消长；肝郁气结，失于疏泄，则胸闷胁胀，善郁易怒；忧思伤脾，则失眠多梦，心烦口苦。苔黄腻，脉滑数，均为肝郁痰凝之象。

　　治法：疏肝行气，化痰散结。

　　主方：逍遥蒌贝散加减。

2. 冲任失调

　　证候表现：多见于中年女性，乳房肿块于月经前加重，经后缓解，乳房疼痛较轻或无疼痛，偶有乳房溢液，伴腰酸乏力，神疲倦怠，月经失调，量少色淡，甚或闭经，舌淡苔白，脉沉细。

　　证候分析：素体肝肾亏虚，或产育失血，冲任失调，气血两亏，经脉运行不畅，则乳房疼痛，月经前加重，经后缓解，或伴月经失调；肝肾俱虚，腰府失于濡养，则腰酸乏力，神疲倦怠。舌淡苔白，脉沉细，均为肝肾不足、冲任失调之象。

治法：调摄冲任，和营散结。

主方：二仙汤合四物汤加减。

二、中医护理

1. 起居调护

生活起居有规律，合理安排工作、学习与休息，注意劳逸结合。乳房疼痛者，可用胸罩托起，以减轻疼痛。减少外界刺激，保持环境安静，避免噪声干扰。保持乳房清洁、干燥。伴月经失调者，应嘱其及时治疗，调节情志，疏通经脉。

2. 饮食调护

向患者介绍合理的膳食结构，忌肥甘厚味、辛辣刺激食物。少吃高脂肪、高蛋白食物，以免雌激素、催乳素含量增高。少饮酒，常饮绿茶，多食五谷杂粮、新鲜蔬菜、水果。肝郁痰凝者应多吃陈皮或佛手片等，以起到疏肝理气的作用，也可用夏枯草当归粥食疗方；冲任失调者可多食红枣、豆制品、瘦肉等，以起到调补冲任的作用，也可用当归黄芪羊肉粥食疗方。

3. 情志调护

本病与情绪密切相关，应鼓励患者表达自己的感情，倾诉内心不快，发泄负性情绪，给予积极疏导。耐心向患者讲解疾病相关的知识，安慰开导患者，强调情志对本病治疗的影响，使其消除顾虑及紧张情绪，保持心情愉快。

4. 用药调护

行中药治疗的患者，应禁食生冷、油腻、腥发、辛辣等食物。活血化瘀药物在月经期暂停服用。妊娠期禁服行气活血类中药，避免流产。有急性病变的患者，应先行治疗急性病。中药局部外敷，可用阳和解凝膏掺黑退消或桂麝散盖贴；或以生附子或鲜蟾蜍皮外敷；或用大黄粉以醋调敷。外敷中药若出现过敏，应立即停用。

5. 病时调护

观察证候特点，注意肿块位置、范围、增大速度、是否单发、质地、表面是否光滑、是否与周围组织分界不清、活动度等；乳房肿块疼痛有无规律，与情志及月经周期的关系，观察服药后肿块的变化情况。

6. 中医护理适宜技术

可用阳和解凝膏、白附子等中药外敷乳房肿块处，或用大黄粉以醋调敷。可用耳穴埋豆法，取交感、乳腺、胸、内分泌、肝、皮质下、肾等穴，或用灸法，取乳中、足三里，肝火盛者加太冲，气血双亏加气海，肝肾阴亏加太溪，灸至胸内发热或下肢有热、酸、胀感为佳。也可用穴位注射疗法，用川芎注射液或当归注射液注射三阴交、气海等穴。或用毫针刺法，取膻中、乳根、屋翳、人迎、期门、足三里，用泻法，气滞痰凝加内关、太冲，冲任失调加血海、三阴交。

7. 预防调护

（1）养成良好的卫生习惯，保持乳房清洁，勤换内衣，以免感染。指导患者经常自我检查乳房，最好选择月经来潮后 7 ~ 10 天进行。乳头有溢液者，及时就诊。

（2）注意调和情志，避免情绪激动、抑郁等，保持心情舒畅，情绪稳定。起居有常，避免过度劳累。

（3）应多食高维生素、低脂食物，多食新鲜水果、蔬菜，忌食生冷、油腻、腥发、辛辣之品；忌食咖啡、巧克力等含有大量黄嘌呤的食物，以免促使乳腺增生。忌烟酒。

（4）及时治疗月经不调等妇科疾病和其他内分泌疾病。高危人群要定期检查。避免使用含有雌激素的面霜或药物，以免体内雌激素水平增高，诱发乳腺增生。

第四节　盆腔炎

盆腔炎是指女性内生殖器官及其周围结缔组织、盆腔腹膜发生的炎症，包括子宫体、卵巢、输卵管炎症，临床特征为下腹痛，或伴有发热、带下增多、月经不调等。其范围较广，炎症可局限于某一部位，也可同时累及几个部位。分为急性盆腔炎和慢性盆腔炎。急性盆腔炎继续发展可引起弥漫性腹膜炎、败血症、感染性休克，严重者可危及生命。盆腔炎若在急性期未能得到彻底治愈，则可转为慢性盆腔炎，往往日久不愈并可反复发作。本病是生育期妇女的常见病，近年来发病率有上升趋势。

西医学的子宫内膜炎、子宫肌炎、输卵管炎、输卵管卵巢炎、输卵管卵巢脓肿、输卵管卵巢囊肿、盆腔结缔组织炎、盆腔腹膜炎等疾病，可参照本节辨证施护。

一、急性盆腔炎

女性盆腔生殖器官及其周围结缔组织和腹膜发生的急性炎症，称为"急性盆腔炎"。根据其病变部位的不同，分别称作急性子宫内膜炎、急性输卵管炎、输卵管积脓、输卵管卵巢脓肿、急性盆腔结缔组织炎、急性盆腔腹膜炎等。急性盆腔炎发病急、病情重，病势进展迅速，延迟治疗可发展为脓毒血症、败血症、感染性休克。

（一）辨证论治

1. 热毒壅盛

证候表现：高热恶寒或寒战，下腹部疼痛拒按，甚至全腹剧痛，口干，大便秘结，小便频数短赤，带下量多臭秽，色黄、质黏稠或呈脓样，舌红，苔黄燥或黄腻，脉滑数。

证候分析：热毒内侵胞宫，滞于冲任，热毒与气血相搏结，邪正交争，故高热恶寒或寒战，气机不畅则下腹疼痛拒按甚至剧痛；热毒损伤任脉、带脉，则带下量多臭秽，色黄、质黏稠或呈脓样；热毒伤津则口干，大便秘结，小便短赤。舌红，苔黄燥或黄腻，脉滑数，为热毒内盛之象。

治法：清热解毒，利湿排脓。

主方：五味消毒饮合大黄牡丹汤加减。

2. 瘀热互结

证候表现：下腹部刺痛或胀痛拒按，或有包块，腰骶酸痛，经期疼痛加重，或热势起伏，寒热往来，带下量多、色黄、质稠、气臭秽，月经量多，色黯有块，舌紫黯或尖边有瘀点、瘀斑，苔黄腻，脉沉细数。

证候分析：热邪或湿热邪气与瘀血蕴结胞宫，滞于冲任，致气机不利，血行不畅，则下腹部刺痛或胀痛拒按，或有包块，腰骶酸痛；瘀热内结，邪正交争，则热势起伏，寒热往来；瘀热互结，湿热下注，热毒损伤任脉、带脉则带下量多、色黄、质稠、气臭秽；瘀热互结，热迫血行则月经量多，色黯有块。舌紫黯或尖边有瘀点、瘀斑，苔黄腻，脉沉细数，为瘀热内结之征。

治法：清热理气，化瘀止痛。

主方：仙方活命饮加减。

（二）中医护理

1. 起居调护

保持居室清洁，温湿度适宜。室温可偏凉。半卧位休息，以利于脓液及带下引流。避风寒，保持会阴部清洁。

2. 饮食调护

饮食宜清淡易消化、富有营养，忌食生冷、辛辣、煎炸、油腻。热毒雍盛者宜食清热解毒之品，如蒲公英、薏苡仁、金银花、野菊花、马齿苋、土茯苓等煎水频服；湿热瘀阻者宜食清热利湿之品，如绿豆薏苡仁粥、山药、白扁豆、冬瓜葫芦汤等。高热者，多喝水，可给予养阴生津流质饮食。

3. 情志调护

关心体贴患者，帮助患者消除紧张情绪。耐心与患者沟通，稳定情绪，向患者和家属宣教有关疾病的知识，减轻其忧虑和压力，使之积极配合治疗。

4. 用药调护

汤药一般宜温凉服。若兼有外感，可武火急煎、热服，药后加盖衣被或饮热粥，以助药效。高热患者若服药后热势不退，可行物理降温。若联合应用抗生素，应注意用药效果及不良反应。

5. 病时调护

注意观察腹痛的部位、性质、程度及伴有的全身情况，有无腹肌紧张、压痛、反跳痛等腹膜刺激症状。观察白带及月经的色、质、量、气味等。严密监测患者的生命体征、舌象、神志、尿量等内容，尤其是发热情况，预防危证，若出现高热、腹痛或面色苍白、四肢冰冷、大汗淋漓等，为阳气亡脱征象，应立即报告医生，采取急救措施。

6. 中医护理适宜技术

可行中药保留灌肠、中药热敷、艾灸、拔罐等方法，减轻症状，促进康复。可取双柏散或四黄散，用温水及蜂蜜调成糊状，试温后轻敷于患者下腹部，胶布或绷带固定。注意敷药后的疗效及有无皮肤反应，如有异常，应及时停止外敷并对症处理。也可用复方毛冬青灌肠液等进行保留灌肠，药液温度宜偏凉，灌肠后嘱患者卧床休息，保留药液1小时以上。湿热瘀阻可选肝俞、肾俞、血海、地机、三阴交等穴拔罐。热盛者可用耳尖放血法，或针刺合谷、外关、大椎、曲池等穴。

7. 预防调护

（1）注意经期、孕期、产褥期个人卫生。患病期间避免盆浴及不必要的妇科检查，禁房事。避免劳累和剧烈运动，选择合适的锻炼方式，增强体质，提高抗病能力。

（2）保持情志舒畅，避免七情过极而加重病情。建立合适的饮食结构，加强营养。

（3）积极治疗内生殖器邻近器官疾病，如阑尾炎、结肠炎等。预防炎症蔓延而形成盆腔炎。引导患者积极对待病情，急性期要治疗彻底，防止转为慢性，以免缠绵难愈。

二、慢性盆腔炎

女性盆腔内生殖器官及其周围结缔组织、盆腔腹膜发生慢性炎症性病变，称为慢性盆腔炎，其主要临床表现为月经紊乱、白带增多、腰腹疼痛及不孕等。往往由急性盆腔炎失治、误治，或治疗不彻底，或患者体质虚弱，病程迁延演变所致。本病经积极有效治疗，大多数可好转或治愈。

（一）辨证论治

1. 湿热瘀阻

证候表现：小腹及少腹部隐痛或刺痛拒按，痛连腰骶，经行或劳累时加重，低热起伏，身热不扬，带下量多，色黄黏稠，气臭秽，胸闷纳呆，口干不欲饮，大便溏或秘结，小便黄赤，舌红或紫黯，舌体胖大，苔黄腻，脉弦数或滑数。

证候分析：湿热内蕴，日久未退，瘀血阻滞，不通则痛，故小腹及少腹部隐痛或刺痛拒按，痛连腰骶；湿遏热伏则低热起伏、身热不扬；湿热瘀血内结日久，正气已伤，加之经行、劳累耗伤气血，则经行或劳累时病势加重；湿热下注则带下量多、色黄；湿热瘀阻，气机不畅，则胸闷纳呆、口干不欲饮、便溏或秘结、小便黄赤。舌红或紫黯，舌体胖大，苔黄腻，脉弦数或滑数，为湿热瘀阻之象。

治法：清热祛湿，化瘀止痛。

主方：银甲丸加减。

2. 气滞血瘀

证候表现：小腹或少腹部胀痛或刺痛，或坠胀不适，经行腰腹疼痛加重，经血量多有块，瘀块排出则痛减，带下量多，婚久不孕，经前乳房胀痛，情志抑郁或急躁易怒，胸胁胀满，舌紫黯或有瘀点、瘀斑，苔薄白，脉弦涩或弦细。

证候分析：肝喜条达，肝失疏泄，气机郁滞，血行不畅则成瘀，气滞血瘀，胞宫冲脉、任脉阻滞不通，则小腹或少腹部胀痛或刺痛，或坠胀不适；瘀血下行则经血量多有块；气滞血瘀，带脉受损则带下量多；胞络闭阻则婚后日久不孕；肝失条达则情志抑郁，肝失柔和则急躁易怒；肝经布于胸胁乳房，肝失疏泄则肝经阻滞，故胸胁、乳房胀满或胀痛。舌紫黯或有瘀点、瘀斑，苔薄白，脉弦涩或弦细，为气滞血瘀之象。

治法：活血化瘀，理气止痛。

主方：膈下逐瘀汤加减。

3. 寒湿凝滞

证候表现：小腹或少腹冷痛，腰骶酸痛，得热痛减，经行或劳累后加剧，月经后期，经血量少，色黯有块，带下量多，色白清稀，神疲乏力，畏寒肢冷，小便频数，婚后日久不孕，舌淡紫或有瘀点、瘀斑，舌胖大，苔白腻，脉沉细迟或沉紧。

证候分析：寒湿停于冲任、胞宫，寒凝气滞，血行不畅，则小腹或少腹冷痛，腰骶酸痛，得热痛减，经行加重；寒性凝滞，血行不畅，故月经后期，经血量少，色黯有块；寒湿内停，阻碍阳气的运行，病变日久必伤阳气，阳气不振，脏腑四肢失于温煦则神疲乏力，畏寒肢冷，宫寒不孕，小便频数；寒湿下注则带下量多，色白清稀。舌淡紫或有瘀点、瘀斑，舌胖大，苔白腻，脉沉细迟或沉紧，为寒湿凝滞之象。

治法：祛湿散寒，逐瘀止痛。

主方：少腹逐瘀汤合当归四逆汤加减。

4. 气虚血瘀

证候表现：下腹部刺痛或坠痛，或有包块，痛连腰骶，经行加重，经血量多有块，淋漓不尽，带下量多，神疲乏力，倦怠懒言，食少纳呆，舌淡紫或有瘀点、瘀斑，苔白，脉弦细或弦涩无力。

证候分析：气虚血瘀，瘀血结滞于冲任胞宫，则下腹部刺痛或坠痛，甚或有包块，痛连腰骶，经行加重；气虚不能摄血，瘀血下行，故经血量多有块，淋漓不尽；气虚致水湿不化，带脉失约则带下量多；病程缠绵，气血耗伤，脏腑组织器官失养，功能减退，故神疲乏力，倦怠懒言，食少纳呆。舌淡紫或有瘀点、瘀斑，苔白，脉弦细或弦涩无力，为气虚血瘀之征。

治法：益气健脾，化瘀散结。

主方：黄芪建中汤合失笑散加减。

（二）中医护理

1. 起居调护

居室安静整洁，通风良好，温湿度适宜，切忌潮湿。注意休息，忌过度劳累。经期避免涉水和淋雨。指导患者注意个人卫生，保持外阴清洁，避免经期同房。

2. 饮食调护

饮食宜清淡、富营养、易消化。勿过食生冷，以免损伤脾胃；勿食辛辣、煎炸、油腻之品，以免蕴湿生热。湿热瘀阻者，宜健脾利湿清热之品，如土茯苓赤小豆汤、豆芽猪骨汤、赤小豆汤、冬瓜薏苡仁猪骨汤等；气滞血瘀者，应多食疏肝理气、活血祛瘀之品，如莲藕、萝卜、玫瑰花、山楂、月季花等，可选用三七煲鸡、玫瑰花粥、莲藕排骨汤等；寒湿凝滞者，可在膳食中添加高良姜、扁豆、陈皮、洋葱、砂仁、胡椒等温中祛湿之品，可选择胡椒猪肚汤、陈皮扁豆粥、生姜大枣茶等；气虚血瘀者，多摄入益气活血之品，根据体质炖服人参、山药、当归、黄芪、三七等。

3. 情志调护

关心体贴患者，向患者和家属宣教有关疾病的知识。患者因病扰常有心烦、脾气暴躁等表现，应理解患者，耐心倾听患者的诉说，加强沟通，稳定情绪，消除其紧张心理，减轻压力，使之配合治疗。

4. 用药调护

虚证者，汤药宜饭前空腹温服；实证者，汤药宜饭后温服。理气药多为芳香之品，汤剂不宜久煎，具有温中性质的中药可偏热服。伴有呕吐者，可于服药前在舌面滴数滴姜汁，或按压合谷、内关、足三里等穴。观察服药后的效果及有无不良反应，如出现异常，应及时停药并处理。也可选用妇科千金片、妇炎康片等中成药口服治疗，或选用保妇康栓、康妇消炎栓等外用药治疗。

5. 病时调护

观察腹痛情况，包括腹痛部位、性质、程度、发生及持续时间，与月经有无关系，是否伴随腰酸、发热等；观察患者带下的量、色、质、味及外阴、阴道情况，根据腹痛、带下及其伴随症状辨别寒热虚实，以对证施护。

6. 中医护理适宜技术

可采用按摩、推拿、艾灸、刮痧、拔罐等方法护理。气滞血瘀者可按摩血海、三阴交、归来、中极、太冲等穴，或用耳穴埋豆法，取盆腔、腹、交感、肝等穴；寒湿凝滞者，可艾灸足三里、脾俞、胃俞、关元等穴，或用花椒、艾叶、杜仲、当归、川芎、干姜等煎水沐足；湿热瘀阻者可用刮痧法，取血海、阴陵泉、膈俞、丰隆等穴。根据不同证型选择中药保留灌肠，药液温度适宜，肛管插入要达到一定的深度，尽可能延长药液在肠道内的保留时间。灌肠后嘱患者卧床休息。

7. 预防调护

（1）避免劳累、剧烈运动，可选择合适的锻炼方法，增强患者的体质，提高其抗病能力。患病期间禁盆浴及游泳。

（2）注意经期、孕期、产褥期个人卫生。根据不同的体质选择适合的饮食结构。

/ 第八章 / **妇科护理典籍摘选**

第一节　总论

男女均禀天地之气而生，凡外感内伤之症，未尝不同，但女则别有调经、胎前、产后之治，所以别立一科也……女子之血宜动而不宜静，如或静焉，则经闭、血枯之病生矣。调经专理气，补心脾为主，盖血非气不行，心生血，脾统血也。胎前专以清热补脾为主，盖热清而胎安，脾健则不堕也。产后专以大补气血，兼行滞为主，盖产后气血大虚，且有瘀滞，虽有诸症，皆以末治，生化汤实为圣方也。知乎此，女科之大要得矣。[《胎产指南·女科总论》]

谚云：宁治十男子，莫治一妇人。此谓妇人之病不易治也。何也？不知妇人之病本与男子同，而妇人之情则与男子异。盖以妇人幽居多郁，常无所伸，阴性偏拗，每不可解，加之慈恋爱憎，嫉妒忧恚，罔知义命，每多怨尤，或有怀不能畅遂，或有病不可告人，或信师巫，或畏药饵，故染着坚牢，根深蒂固，而治之有不易耳，此其情之使然也。[《景岳全书·卷之三十八·论难易（二）》]

故妇人之病。多因气之所生也。[《女科百问·第二十问·妇人之病多因气生》]

今妇人之生，有余于气，不足于血，以其数脱血也，冲任之脉，不荣口唇，故须不生焉。[《灵枢·五音五味》]

第二节 经期调护

天地温和，则经水安静。天寒地冻，则经水凝泣。天暑地热，则经水沸溢。卒风暴起，则经水波涌而陇起。夫邪之入于脉也，寒则血凝泣，暑则气淖泽，虚邪因而入客，亦如经水之得风也。[《素问》]

妇人以血为基本，苟能谨于调护，则血气宣行，其神自清，月水如期。[《景岳全书·妇人规·上卷·经脉类》]

若遇经脉行时，最宜谨于将理。将理失宜，似产后一般受病，轻为宿疾，重可死矣。[《妇人大全良方·调经门》]

虞恒德治一少妇，夏月行经得伤寒似疟，谵语，狂乱。细问之，患者曰：正行经时，因饮食后多汗，用冷水抹身，因得此证。方知冷水外闭其汗，内阻其血，邪热入室，经血未尽，血得邪热，乍静乍乱，寒热谵语，掉眩类风。[《女科证治准绳·女科·一卷》]

寒温乖逆，经脉则虚，如有风冷，虚则乘之，邪搏于血，或寒或热，寒则血结，温则血消，故月水乍多乍少，为不调也。[《女科经纶·月经门》]

心脾平和，则经候如常。苟或七情内伤，六淫外侵，饮食失节，起居不时，脾胃虚损，心火妄动，则月经不调矣。[《女科经纶·一卷·妇人经血属心脾所统论》]

气顺则血顺，气逆则血逆。忿怒过度则气逆，气逆则血亦逆。气血结逆于脏腑经络，而经于是乎不调矣。[《女科经纶·月经门》]

《养生方》云：月水未绝，以合阴阳，精气入内，令月水不节，内生积聚，令绝子，不复产乳。[《诸病源候论·妇人杂病诸候三·结积无子候》]

行经感冒风寒，不宜发汗，又不宜速用发散药，必俟经血行尽，方可服解表退热之剂……一行经之时，不亦多浴冷水，恐患四肢麻痹；又不宜多饮冷水，恐伤肺气，必患声哑咳嗽，无药救治……一行经不宜饮酒，恐引血妄行四肢；又不宜郁怒太甚，恐经血必停，变成闭经；又不宜骤用补药，恐致蓄血，或四肢疼痛，或五心寒热。[《妇科秘书·行经三忌》]

凡经行之际，大忌寒凉等药，饮食亦然。[《景岳全书·妇人规·经不调》]

经行腹痛，证有虚实……然实痛者，多痛于未行之前，经通而痛自减；虚痛者，多痛于既行之后，血去而痛未止，或血去而痛益甚，大都可按可揉者为虚，拒按拒揉者为实。[《景岳全书·妇人规·经期腹痛》]

褚氏曰：女子血未行，而强合以动其血，则他日有难名之病……或于月事未断之时，而男子纵欲不已，冲任内伤，血海不固。由斯二者，为崩为漏，有一月再行，不及期而行者矣。[《胎产指南·调经章》]

若月水不来，因冷于胃府，或醉入房，则内气耗损，劳伤肝经，或吐衄脱血，使血枯于中也。[《女科经纶·月经门·妇人经闭属风冷客于胞门》]

若经来时，饮冷受寒。或吃酸物。以致凝积。血因不流，当以辛温活血行气药通之，此经闭也。[《妇科玉尺·卷一·月经》]

劳役伤中，经漏久不能止，以致气血大亏，倦怠无力。[《女科指要》]

思虑伤脾，不能摄血，致令妄行，并健忘怔忡，惊悸不寐。[《妇科玉尺·崩漏》]

肥白妇人，经闭而不通者，必是湿痰与脂膜壅塞之故也。[《女科切要·调经门·卷一》]

第三节　带下调护

任脉为病……女子带下瘕聚。[《素问·骨空论》]

若外感六淫，内伤七情，酝酿成病，致带脉纵弛，不能约束诸脉经，于是阴中有物，绵绵不断，即所谓带下也。[《女科证治约旨》]

夫带下俱是湿证。[《傅青主女科·带下》]

盖白带出于胞宫，精之余也。[《景岳全书》]

带下者，带脉之下，古人列经脉为病，凡三十六种，皆谓之带下病，非今人所谓之赤白带下也。[《金匮要略心典·妇人杂病脉证并治第二十二》]

第四节　孕期调护

一、优生胎教

男女同姓，其生不蕃。[《左传·僖公二十三年》]

妊娠三月，名始胎。当此之时，血不流，形象始化，未有定仪，见物而变。欲令见贵盛公主，好人端正庄严，不欲令见伛偻侏儒，丑恶形人，及猿猴之类……欲令子美好端正者，数视白璧美玉，看孔雀，食鲤鱼。欲令儿多智有力，则啖牛心，食大麦。欲令子贤良盛德，则端心正坐，清虚和一，坐无邪席，立无偏倚，行无邪径，目无邪视，耳无邪听，口无邪言，心无邪念，无妄喜怒，无得思虑，食无邪脔，无邪卧，无横足，思欲果瓜，啖味酸菹，好芬芳，恶见秽臭，是谓外象而变者也。[《诸病源候论·妇人妊娠病诸候上》]

古者妇人妊子，寝不侧，坐不偏，立不跸，不食邪味，割不正不食，席不正不坐，目不视邪色，耳不听淫声，口不出傲言，夜则令瞽诵诗，道正事，则生子形容端正，才过人也。[《医学正传·妇人科中·胎前》]

欲生好子者，必须先养其气，气得养则生子性情和顺，有孝友之心，无乖戾之习，所谓和气致祥。一门，有庆无不由胎教得之。[《大生要旨·二卷·胎前》]

胎前静养乃第一妙法，不较是非，则气不伤矣。不争得失，则神不劳矣。心无嫉妒，则血自充矣。情无淫荡，则精自足矣。安闲宁静，即是胎

教。[《竹林女科证治·安胎上》]

合男女必当其年，男虽十六而精通，必三十而娶；女虽十四而天癸至，必二十而嫁，皆欲阴阳气完实而交合，则交而孕，孕而育，育而为子，坚壮强寿。[《褚氏遗书·问子》]

二、起居调护

胎前感冒外邪或染伤寒时证，郁热不解，多致小产堕胎，攸关性命。要知起居饮食最宜调和。夏不登楼，宜着地气，夜不露坐，宜暖背腹。古云：不受寒自不发热，不伤风自不咳嗽，此胎前紧要关头，敢不慎欤？[《竹林女科证治·卷二·安胎上》]

凡妊娠，起居饮食，唯以和平为上，不可太逸，逸则气滞；不可太劳，劳则气衰。[《产孕集》]

卧必晏起，洗浣衣服，净室必厚其裳。朝吸天光，以避寒殃。[《女科百问·第七十八问·妊娠十月将养法》]

胎前静养乃第一妙法……所以古人必先静养。无子者遵之即能怀孕，怀孕者遵之即能易产，静养所关，岂不大哉？[《竹林女科证治·卷二·安胎上》]

宜令镇静，则血气安和。须内达七情，外薄五味，大冷大热之物，皆在所禁。使雾露风邪，不得乘间而入。亦不得交合阴阳，触动欲火……心气大惊而癫疾，肾气不足而解颅，脾气不和而羸瘦，心气虚乏而神不足。儿从母气，不可不慎也。苟无胎动胎痛，泻痢风寒外邪，不可轻易服药。[《女科经纶·卷二·嗣育门》]

孕已知觉，即宜用布一幅，六七寸阔，长视人肥瘦，约缠两道，横束腰间，直至临盆之时才解去，若是试痛，仍不宜解。有孕后，睡时须要两边换睡，不可尽在一边，要使小儿左右便利，手足惯熟，则产时中道而出不难矣。孕妇不可登高上梯，恐倾跌有损。不可伸手高处取物，恐胎伤而子啼腹中。[《达生编》]

临产之月，一宜善养，勿呆坐，勿多睡，勿饱食，常食糜粥，以解饥渴，天热则择凉处，天寒则择暖室。[《笔花医镜·临产将护法》]

故凡初交后，最宜将息，勿复交接以扰子宫，勿令劳怒、勿举重、勿洗浴，又多服养肝平气药，则胎固矣。[《沈氏女科辑要·卷上·养胎》]

若脾胃不和，荣卫虚怯，子必羸瘦多病。如犯修造动土，犯其土气，令子破形殒命。刀犯者形必伤，泥犯者窍必塞，打击者色青黯，系缚者相拘挛。若有此等，验如影响，切宜避之。[《女科经纶·嗣育门·孕妇起居所忌》]

妇人有孕，全赖血以养之，气以护之，宜时常行动，令气血流通，筋骨坚固。胎在腹中，习以为常，虽微闪挫，不致堕胎。然非孕后方劳，正谓平日不宜过逸耳。若久坐久卧，气血凝滞，后必难产。常见田家劳苦之妇，孕而不堕，正产甚易，可证也。[《竹林女科证治》]

凡富贵之家过于安逸者，每多气血壅滞，常致胎元不能转动。此于未产之先，亦须常为运动，庶使气血流畅，胎易转则产亦易矣。是所当预为留意者。[《景岳全书·妇人规·下卷·产育类》]

妊娠之妇，大宜寡欲，其在妇人多所不知，其在男子而亦多有不知者，近乎愚矣。凡胎元之强弱，产育之难易，及产后崩淋经脉之病，无不悉由乎此。[《景岳全书·妇人规·上卷·胎孕类·妊娠寡欲三十》]

保胎以绝欲为第一义，其次亦宜节欲。盖欲寡则心清，心清则胎气宁谧，不特胎之安，且兼易生易育。[《达生编·上卷·保胎》]

一因安逸。盖妇人怀胎，血以养之，气以护之，宜常时微劳，令气血周流，胞胎活动。如久坐久卧，以致气不运行，血不流顺，胎亦沉滞不活动，故令难产。常见田野劳苦之妇，忽然途中腹痛，立便生产可知。

二因奉养。盖胎之肥瘦，气通于母，母之所嗜，胎之所养。如恣食厚味，不知减节，故致胎肥而难产。常见藜藿之家容易生产可知。

三因淫欲。古者妇人怀孕，即居侧室，与夫异寝，以淫欲最所当禁。盖胎在胞中，全赖气血育养，静则神藏，若情欲一动，火扰于中，血气沸腾。三月以前犯之，则易动胎小产；三月以后犯之，一则胞衣太厚而难产，一则胎元漏泄，子多肥白而不寿。且不观诸物乎？人与物均禀血气以生，然人之生子，不能胎胎顺，个个存；而牛马犬豕，胎胎俱易，个个无损。何也？盖牛马犬豕一受胎后，则牝牡绝不相交，而人受孕不能禁绝，矧有纵而无度者乎！

四因忧疑。今人求子之心虽切，保胎之计甚疏，或问卜祷神，或闻适有产变者，常怀忧惧，心悬意怯，因之产亦艰难。

五因软怯。如少妇初产，神气怯弱，子户未舒，更腰曲不伸，辗转倾侧，儿不得出；又中年妇人，生育既多，气虚血少，产亦艰难。

六因仓惶。有等愚蠢稳婆，不审正产、弄产，但见腹痛，遽令努力。产妇无主，只得听从，以致横生倒生，子母不保。

七因虚乏。孕妇当产时，儿未欲生，用力太早；及儿欲出，母力已乏，令儿停住。因而产户干涩，产亦艰难，唯大补气血助之可也。[《幼幼集成·保产论》]

妊娠一月，饮食精熟酸美，受御，宜食大麦，毋食腥、辛之物。妊娠二月，勿食腥、辛，居必静养，男子勿劳。妊娠三月，无悲哀思虑惊动。妊娠四月，其食宜稻粳，其羹宜鱼雁，洗浴远避寒暑，当此时，慎勿泄之，静形体，和心态，节饮食。妊娠五月，卧必晏起，洗浣衣服，深其屋室，浓其衣裳，朝吸天光，以避寒殃。其食宜稻麦，其羹宜牛羊，宜食鱼鳖。妊娠六月，欲微劳，无得静处，出游于野，多观看走动物的奔跑，宜食禽兽之肉。妊娠七月，劳躬摇支，无使定止，动作屈伸，居处必燥，饮食避寒。妊娠八月，和心静息，无使气极。妊娠九月，饮醴食甘，缓带自持而待之。妊娠十月，应预修防滑胎的方法。[徐之才《逐月养胎法》]

三、饮食调护

妊娠一月，饮食精熟，酸美受御，宜食大麦，无食腥辛；妊娠四月，其食宜麦粳，其羹宜鱼雁。妊娠五月，其食宜稻麦，其羹宜牛羊。妊娠六月，宜食鸷鸟猛兽之肉，是谓变腠腠筋，以养其爪。[《女科百问·卷下·妊娠十月将养之法》]

凡妊娠恶食者，以所思食任意食之，必愈。[《医学纲目·妇人部》]

保胎药饵，诸书备载，不必再陈。但饮食一道，殊未之及，兹略言之。饮食宜淡泊，不宜肥浓。宜轻清，不宜重浊。宜甘平，不宜辛热。青蔬白饭，亦能养人。[《达生编》]

胎之肥瘦，气通于母，恣食浓味，多致胎肥难产，故孕妇调摄饮食，宜淡泊不宜浓浓，宜清虚不宜重浊，宜和平不宜寒热。[《竹林女科证治·安胎上》]

四、情志调护

妇人以血为主，唯气顺则血和，胎安则产顺。今富贵人家，过于安逸，以致气滞而胎不转……亦致产难。[《济阴纲目·卷之十·临产门·论难产由于安逸气滞》]

妊娠因怒……至八月而不长。[《妇人良方·十二卷》]

妊妇六月，每怒血下，甚至寒热头痛，胁胀，腹痛作呕，少食。[《妇人良方·十二卷》]

世之难产者，往往见于郁闷安逸之人，富贵豢养之家。若贫贱辛苦者，无有也。方书止有"瘦胎饮"一论，其方为湖阳公主设也，实非极至之言。彼湖阳公主，奉养太过，其气必实，耗其气，使之和平，故易产。[《女科经纶·卷二·嗣育门》]

五、用药调护

五服药饵。胎前产后，药能起死回生。世人鉴误治之害，遂言胎产不必服药，迷乱人意，以致关于调补，株守含忍，勉强临盆，诸证蜂起。若知接养有方，随时调治，其所安全母子者，药饵之功，正复不浅也。[《宜麟策·续篇·保孕六说》]

蚖斑水蛭及虻虫，乌头附子配天雄，野葛水银并巴豆，牛膝薏苡与蜈蚣，棱莪代赭芫花麝，大戟蛇蜕黄雌雄，牙硝芒硝牡丹桂，槐花牵牛皂角同，半夏南星与通草，瞿麦干姜桃仁通，硇砂干漆蟹甲爪，地胆茅根莫用好。[《景岳全书·妊娠药禁（二十九）》]

产前安胎，白术、黄芩为妙药也。条芩，安胎圣药也。[《丹溪心法·卷五·产前九十一》]

六、疾病调护

妊娠病源有三大纲。一曰阴亏，人身精血有限，聚以养胎，阴分必亏。二曰气滞，腹中增一障碍，则升降之气必滞。三曰痰饮，人身脏腑接壤，腹中遽增一物，脏腑之机括为之不灵，津液聚为痰饮；知此三者，庶不为邪说所惑。[《沈氏女科辑要·妊娠似风》]

妊娠八九月，小便不通，盖因气弱不能举胎，胎壅膀胱，水不能出，名曰转胞。忌服利水之品，宜人参升麻汤。[《妇科玉尺》]

治妊娠八九个月，或胎动不安，因用力劳乏，心腹痛，卒然下血，面目青，冷汗出。气息欲绝。由劳动惊胎之所致也。[《圣济总录·妊娠门·妊娠卒下血》]

病名为胎病，此得之在母腹中时，其母有所大惊，气上而不下，精气并居，故令子发为癫疾也。[《黄帝内经素问·奇病论》]

恶阻者，谓有胎气。恶心阻其饮食也。妊娠禀受怯弱，中脘宿有痰饮，便有阻病。其证颜色如故，脉息平和，但觉多卧少起，肢体沉重，头目昏眩，恶闻食气，喜啖酸咸，或嗜一物，或大吐，或时吐痰与清水。甚者或作寒热，心中愦闷，呕吐痰水，胸膈烦满，恍惚不能支持，此皆胃气弱而兼痰与气滞者也。[《胎产心法·卷上》]

孕妇腹痛，名为胞阻。[《医宗金鉴·妇科心法要诀》]

胞阻者，胞脉阻滞，血少而气不行也。[《金匮要略心典·妇人妊娠病脉证治第二十》]

头面遍身浮肿，小水短少者，属水气为病，故名曰子肿。自膝至足肿，小水长者，属湿气为病，故名曰子气。遍身俱肿，腹胀而喘，在六七个月时者，名曰子满。但两脚肿而肤厚者，属湿，名曰皱脚。皮薄者，属水，名曰脆脚。[《医宗金鉴·胎前诸证门》]

孕妇小便频数窘涩，点滴疼痛，名曰子淋。[《医宗金鉴·胎前诸证门》]

妊娠有水气，身重，小便不利，洒淅恶寒，起即头眩，葵子茯苓散主之。[《金匮要略》]

胎动不安者，多因劳役气力，或触冒冷热，或饮食不适，或居处失宜。轻者止转动不安，重者便致伤堕。[《诸病源候论·妇人妊娠病诸候上》]

妊娠而发者，闷冒不识人，须臾醒，醒复发，亦是风伤太阳之经作痉也。亦名子痫，亦名子冒。[《诸病源候论·妇人妊娠病诸候下》]

第五节　临产调护

一、产室

临产房中，不宜多人喧嚷惊慌，宜闭户，静以待生。[《景岳全书·妇人规·下卷·产育类·产要三五》]

产妇产室，当使温凉得宜。若产在春夏，宜避阳邪，风是也；产在秋冬，宜避阴邪，寒是也。故于盛暑之时，亦不可冲风取凉。[《景岳全书·妇人规·下卷·产育类·产要三五》]

产室寒温要适时，严寒酷热总非宜，夏要清凉冬要暖，病者医人俱要知。[《医宗金鉴·生育门·产室》]

如夏月盛暑之时，必用冷水洒扫房间，解其郁蒸之气。四面窗牖大开，以薄纸帐遮之，使产妇温凉得宜，庶新血不致妄行，以致血晕。如冬月严寒之时，必于房中四处燃火，常使和暖之气如春，更要闭其户牖，塞其穴隙，使邪气莫入，庶免冻产及中风寒之疾。[《万氏女科·胎前篇》]

冻产者，天寒气血凝滞，不能速生，故衣裳宜厚，产室宜暖，背心下体尤要。热产者，暑月宜温凉得宜，若产室人众，热气蒸逼，致头痛、面赤、昏晕等症，宜饮清水少许以解之，然风雨阴凉，亦当避之。[《傅青主女科·产后编·上卷》]

大抵产室，但无风为佳。[《妇人大全良方》]

二、饮食调护

临产时饮食减少，最为可虑，即宜以独参汤常服，不可使其精力衰乏。若交骨不开，由气衰不能运达，宜十全大补助之自开，加味芎归汤亦可。[《幼幼集成·卷一·保产论》]

凡孕妇分娩之时，心下烦闷口渴，用白蜜半杯，温汤化开饮之。如欲饮水，但可与清米汤饮之。盖蜜能润燥滑胎，米饮能助中气也。有人临产进饮食及服药而皆吐出，吐后仍进饮食服药，使其人不乏力，不干涩，亦自立下，不必虑其吐出也。是以产母不可令其饥饿，饥则中气虚乏，无力送胎。须少用粳白米稀粥，或饮以母鸡煮汁。但不可食肉及坚硬食物，恐凝于上焦，气不得下，不唯难产，须防内伤。又不可太饱，常令稍饥为佳，盖饥则气下，气下则产速也。予谓口渴不能食及吐，须饮以独参汤最妙，且能催生。[《胎产心法·临产须知十四则》]

三、情志调护

临产时，第一劝其放心安静，忍痛歇息。[《达生编·卷上·宜忌》]

凡产妇，第一不得匆匆忙忙，旁人极须稳审，皆不得预缓预急及忧悒，忧悒则难产。[《备急千金要方·妇人方（上）·产难第五》]

产妇临盆……又或有生息不顺，及双胎未下之类，但宜稳密安慰，不可使产母闻知，恐惊则气散，愈难生下。[《景岳全书·妇人规·下卷·产育类》]

凡孕妇临盆，房中不得喧闹，即有意外紧事，户外不得叫喊。倘令产母恐惧惊心，则胎滞气结不行而难产。[《胎产心法·临产须知十四则》]

四、产时

凡初觉腹痛而腰不甚痛者，未产也，且扶行熟忍，若行不得，则凭物而立，行得又行。[《医学正传·妇人科中·胎前》]

到此时……若不能睡，临时起来。或扶人缓行几步，或扶桌站立片时。痛若稍缓。又上床睡。[《达生编·卷上·临产》]

临产有七候：脐腹急痛；腰间重坠；眼中出火；粪门迸急；产户肿满；手中指筋脉跳动；胞水或血俱下。[《幼幼集成·保产论》]

试捏产母手中指本节，跳动即当产也。[《景岳全书·妇人规》]

凡妊娠至临月，当安神定虑，时常步履，不可多睡饱食，过饮酒醴杂药……欲产时，不可多人喧哄怆惶，但用老妇二人扶行，及凭物站立。若见浆水，腰腹痛甚，是胎离其经，方用药催生，坐草……不可强服催药，早于坐草，慎之。[《济阴纲目·临产门·论临产调理法》]

凡欲产时，特忌多人瞻视，唯得二三人在旁，待产讫，乃可告语诸人也。若人众看视，无不难产。[《备急千金要方·妇人方（上）·产难第五》]

人语喧哗产母惊，心虚气怯号惊生，急须止静休嘈杂，产母心安胎自宁。[《医宗金鉴·生育门·惊生》]

孕妇有素常虚弱……用力太早，及儿欲出，母已无力，令儿停住，产户干涩，产亦艰难。[《胎产心法》]

难产之故有八：有因子横、子逆而难产者；有因胞水沥干而难产者；有因女子矮小，或年长遣嫁，交骨不开而难产者……有因体肥脂厚，平

素逸而难产者；有因子壮大而难产者；有因气虚不运而难产者。[《保产要旨》]

难产之由，非只一端。或胎前喜安逸，不耐劳碌，或过贪眠睡，皆令气滞难产；或临产惊恐气怯，或用力太早，则产母困乏难产，或胞伤血出，血壅产路；或胞浆破早，浆血干枯，皆足以致难产。[《医宗金鉴·生育门》]

所以难产之疾，断断不可用催生之药，只宜补气补血，以壮其母，而全活婴儿之命，正无穷也。[《傅青主女科》]

一论妇人难产及胞衣不下。急于产妇右脚小指尖上灸三壮。炷如小麦大，立产。[《寿世保元》]

产毕产门不闭，血气大虚，十全大补汤。若因胎大而擦伤产门者，蕲艾、益母草煎汤洗之。[《幼幼集成·保产论》]

气脱证，产时血既大下，则血去气亦去，故昏晕不省。微虚者，少刻即苏；大虚者，竭脱即死。但察其面目，如眼闭口开，手撒手冷，六脉微细之甚，或浮而散乱，此即气脱证也。速用人参，多则五七钱，少则三二钱，加入炒米、煨姜、红枣，煎汤徐徐灌之，但得下咽，即可救活，若少迟延，则无及矣。无力备参者，以大剂当归补血汤加炒米、煨姜、红枣，煎汤灌下，亦能救。[《幼幼集成·保产论》]

第六节　产后调护

一、起居调护

产毕须闭目稍坐，然后上床，以被褥靠之。暑月以席卷数枕靠之。若自己把持不住，令老练女人靠之，不可即时睡倒。常以手从心至脐，随意按摩，俾恶露下行。房中安放醋盆，以烧红烈炭淬之，以防血晕。腹上用小衣烘热，替换温之。虽暑月不可仅盖单被，毋令腹寒而血块作痛。冬末

春初，天气严寒，宜闭密产室，紧塞隙孔，四围置火，常令暖气和融，以免他患。但不宜熏香，走泄真气。[《产宝·产后调护法》]

才产不宜食物，即服生化汤二三剂。饥甚，先服白米汤一盏，次食白粥。十日内食物宜淡，切忌饮冷。半月后方可食鸡子，亦须打开煮之，以防脾虚难化，盈月食猪羊肉，亦须撙节。酒虽活血，然气性剽悍，亦不宜多。七日内不宜梳洗，尤忌濯足，唯恐招风受湿，疾病蜂起。昼夜令人陪侍，毋致虚惊，变症百出。言语宜慎，勿以多言，耗散元气。勿以爱憎，辄生恼闷。以中气馁弱，二者均能致病。[《产宝·产后调护法》]

产后五七日内强力下床，伤动血气，致使风邪乘虚入之。[《竹林女科证治·保产下》]

产后虚羸者，皆由产后损伤气血所致。须当慎起居，节饮食，六淫七情，调养百日，庶得无疾。若中年难产者，毋论日期，必须调平复，方可治事，否则气血复伤，虚羸之疾作矣。[《妇人良方·二十一卷》]

胎前一团火，产后一盆冰。[《妇科玉尺·卷四·产后》]

凡产后满百日，乃可合会，不尔至死虚羸，百病滋长，慎之。若有所犯，必身反强直，犹如角弓反张，名曰蓐风……凡妇人皆患风气，脐下虚冷，莫不由此，早行房故也。[《备急千金要方·妇人方（中）·虚损第十》]

二、饮食调护

才产不得与酒……时呷少许，可以避风邪，养气血，下恶露，行乳汁也。[《女科经纶·产后证上·五卷》]

新产之后，虽无疾，宜将息，调理脾胃，进美饮食，则脏腑易平复，气血自然和调，百疾不生也。加味四君子汤、四顺理中丸，百日之内宜常服之。[《女科证治准绳·卷五·产后门》]

新产后，禁膏粱，远厚味，如饮食不节，必伤脾胃。[《傅青主女科·产后诸症治法》]

若儿初产，母腹顿宽，便啖鸡子，且吃夥盐，不思鸡子难化，夥盐发热。必须却去夥盐、诸肉食，与白粥将理，以鲞鱼淡者食之，半月后，方与少肉，鸡子豁开淡煮，大能养胃却疾也。[《女科经纶·产后证（上）》]

先哲具有训诫，胡为以羊、鸡浓汁作糜，而又常服。当归丸、当归建中汤、四顺理中丸，虽是补剂，并是偏热，脏腑无寒，何处消受。[《证治准绳·女科·产后将调法·卷五》]

三、情志调护

初产时不可问是男女，恐因言语而泄气，或以爱憎而动气，皆能致病。不可独宿，恐致虚惊；不可刮舌，恐伤心气；不可刷齿，恐致血逆。须血气平复，方可治事。犯时微若秋毫，成病重如山岳，可不戒哉。[《女科证治准绳·产后将调法》]

产后月内，宜戒怒气，勿受惊恐，勿劳神力，谨慎饮食[《女科秘旨·临产须知》]

产后怒气逆，胸膈不利，血块又痛……又加怒后即食，胃弱停闷。[《傅青主女科·产后诸症治法》]

四、哺乳调护

乳子之母，不知调养，怒忿所逆，郁闷所遏，厚味所酿，以致厥阴之气不行，故窍不得通，而汁不得出。[《格致余论·乳硬论》]

凡妇人乳汁或行或不行者，皆由气血虚弱，经络不调所致也。[《妇人大全良方·产后门》]

产后乳汁自出，盖是身虚所致，宜服补药以止之。[《妇人大全良方·产后门》]

产后吹乳，因儿饮乳，为口气所吹，致令乳汁不通，壅结肿痛，不急

治之，多成痈肿，速服栝蒌散，外以南星末敷之，更以手揉散之。[《景岳全书·妇人规·下卷·乳病类》]

活小鲫鱼一尾，剖去肠，同生山药寸许，捣烂涂之，少顷发痒即愈。屡验。无山药，即芋艿亦可。[《沈氏女科辑要·第四十一节·乳痈红肿方发》]

五、产后疾病调护

新产血虚，多汗出，喜中风，故令病痉；亡血复汗，寒多，故令郁冒；亡津液，胃燥，故大便难。[《金匮要略·妇人产后病脉证并治》]

凡治产后，三审不可缺也。一审少腹痛与不痛，以征恶露之有无；二审大便通与不通，以征津液之盛衰；三审乳汁行与不行，及饮食多少，以征胃气之充馁。[《妇科秘书·新产三审论》]

凡产后发热，头痛身疼，不可便作感冒治之。[《妇人大全良方·产后伤寒方论第一》]

夫妒乳者，由新产后儿未能饮之，及乳不泄；或乳胀，捏其汁不尽，皆令乳汁蓄结，与血气相搏，即壮热大渴引饮，牢强掣痛，手不得近是也。初觉便以手助捏去汁，更令旁人助吮引之。不尔或作疮有脓，其热势盛，必成痈也。[《妇人大全良方·产后门》]

青痕者，妇人新产，未满十日起行，以汤浣洗太早，阴阳虚，玉门四边皆解散，子户未安，骨肉皆痛，手臂不举，饮食未复，内脏吸吸。又当风卧，不自隐蔽，若居湿席，令人苦寒、洒洒，入腹，烦闷沉淖。恶血不除，结热不得前后，便化生青痕。[《诸病源候论·妇人杂病诸候二》]

若生未满三十日，其人未复，以合阴阳，络脉分，胞门伤，子户失禁，关节散，五脏六腑，津液流行，阴道膶动，百脉关枢四解，外不见其形。子精与血气相遇，犯禁，子精化，不足成子，则为脂痕之聚。[《诸病源候论·妇人杂病诸候二》]

产则伤动血气，劳损腑脏，其后未平复，起早劳动，气虚而风邪乘虚

伤之，致发病者，故曰中风。若风邪冷气，初客皮肤经络，疼痹不仁，若乏少气。[《诸病源候论·产后中风候》]

夫产则血气劳伤，脏腑虚弱，而风冷客之，冷搏于血气，血气不能温于肌肤，使人虚乏疲顿，致羸损不平复。[《女科证治准绳·虚羸》]

治妇人产后，忽小腹胀如蛊，大小便不通。气海、三里、关元、三阴交、阴谷主之。通气散，治产后大小便不通。亦可用封脐法。[《女科证治准绳·大小便不通》]

产妇小水淋沥，或时自出，用分利降火之剂，二年不愈。余以为脾肾之气虚，用补中益气汤、六味地黄丸而痊。[《卷五·产后门》]

产后小水不通，四物汤去生地，加赤苓、木通。又法：用炒盐一撮，麝香少许拌匀，填产妇脐内，外以葱头十余茎，缚作一束，切片如饼子样，须手指厚，先将盐、麝二物纳脐中，后将葱饼加于其上，用艾炷与葱饼一样大灸之，待热气入腹方止，其小便自通矣。[《女科切要》]

胡桃搁瓦上焙燥研末，每服三钱，红糖调匀，温酒送下，三服，无不全愈。又方：用玫瑰花五七朵，干者亦可，醇酒煎服；烫酒极热，冲服亦可；并以花瓣摘散，铺贴患处，三两次可愈，即已成块硬者，亦可消散。（曾经活验数人，陈载安附识）[《沈氏女科辑要·第四十二节·乳痈已成》]

妇人产讫，五脏虚羸……所以妇人产后百日以来，极须殷勤忧畏，勿纵心犯触，及即便行房，若有所犯，必身反强直，犹如角弓反张，名曰蓐风，则是其犯候也。[《备急千金要方·虚损第十》]

产后腹痛，最当辨察虚实。血有留瘀而痛者，实痛也；无血而痛者，虚痛也。大都痛而且胀，或上冲胸胁，或拒按而手不可近者，皆实痛也，宜行之散之。若无胀满，或喜揉按，或喜热熨，或得食稍缓者，皆属虚痛，不可妄用推逐等剂。[《景岳全书·妇人规·上卷·产后类》]

六、产后急症调护

产后血晕，不省人事，三里、支沟、三阴交。（《心术》无此一穴）又

法：神门、内关（不应，取后穴）、关元（灸）。产后手足厥逆，肩井主之。[《证治准绳·女科》]

丹溪治一妇……晕厥，急灸气海十五壮而苏。[《证治准绳·女科》]

如晕厥，牙关紧闭，速煎生化汤，挖开口，将鹅毛探喉，酒盏盛而灌之。如灌下腹中渐温暖，不可拘帖数……一两时，服生化汤，四帖完，即神清。始少缓药，方进粥，服至十剂而安。[《傅青主女科》]

产后气血暴虚，未得安静，血随气上，迷乱心神，故眼前生花，极甚者令人闷绝不知人，口噤神昏，气冷。[《卫生家宝产科备要》]

第七节　小产护理

凡妊娠之数见堕胎者，必以气脉亏损而然。而亏损之由，有禀质之素弱者，有年力之衰残者，有忧怒劳苦而困其精力者，有色欲不慎而盗损其生气者。此外如跌扑、饮食之类，皆能伤其气脉，气脉有伤而胎可无恙者，非先天之最完固者不能，而常人则未之有也。[《景岳全书·妇人规》]

夫妊娠日月未足，胎气未全而产者，谓之半产……《便产须知》云：小产不可轻视，将养十倍于正产可也。又云：半产即肌肉腐烂，补其虚损，生其肌肉，益其气血，去其风邪，养其脏气，将养过于正产十倍，无不平复，宜审之。[《证治准绳·女科》]

半产者。则犹之采斫新栗，碎其肤壳，损其皮膜，然后取得其实，以其胎脏伤损，胞系断坏，而后胎至堕落。故小产后须十倍调治，总以补血生肌养脏，生新去瘀为主。[《妇科玉尺·小产》]

唯一月堕胎，人皆不知有胎。但谓不孕，不知其已受孕而堕也。[《竹林女科证治》]

有屡孕屡堕者，由于气血不充，名曰滑胎。[《妇科玉尺·胎前》]

恼怒则痞塞不顺，肝气上冲则呕吐、衄血、脾肺受伤。肝气下注则血

崩带下，滑胎小产。[《竹林女科证治》]

此或因惊动倒仆，或染温疫、伤寒，邪毒入于胞脏，致令胎死。其候当胎处冷，为胎已死也。[《诸病源候论·妊娠胎死腹中候》]

若血气虚损者，子脏为风冷所居，则血气不足，故不能养胎，所以致胎数堕。[《诸病源候论·妊娠数堕胎候》]

凡子死腹中者，多以触伤，或犯禁忌，或以胎气薄弱不成而殒，或以胞破血干，持久困败。但察产母腹胀舌黑者，其子已死。若非产期而觉腹中阴冷重坠，或为呕恶，或秽气上冲，而舌见青黑者，皆子死之证。[《妇人规·产育类·子死腹中》]

巢元方曰：妊娠受胎在腹，七日一变。今妇人堕胎，在三月、五月、七月者多，在二月、四月、六月者少。脏阴而腑阳，三月属心，五月属脾，七月属肺，皆在五脏之脉，阴常易亏，故多堕耳。如在三月曾堕，后受孕至三月亦堕，以心脉受伤也，先须调心。五月、七月亦然，唯一月堕胎，人皆不知也。一月属肝，怒则多堕，第八章洗下体则窍开亦堕。一次既堕，肝脉受伤，下次亦堕。今之无子者，大半是一月堕胎，非尽不受孕也。故凡初交后，最宜将息，勿复交接，以扰子宫。勿令劳怒，勿举重，勿洗浴，又多服养肝平气药，则胎固矣。[《女科经纶·胎前证（下）》]